日本人の9割がやっている
かなり残念な健康習慣

JN143521

ホームライフ取材班〔編〕

青春新書
PLAYBOOKS

「残念な健康習慣」は、まだこんなにいっぱい！

多くの人が体にいいと思って、日々、行っている健康習慣。しかし、じつはなかにはまったく意味がなかったり、逆に悪影響を及ぼしたりするものも多い。そうしたNG項目を集めた前著『日本人の9割がやっている残念な健康習慣』は、おかげさまで好評を博し、版を重ねることができた。けれども、「やっても無駄！」「効果なし！」「それは危険！」と大声で言いたくなるような習慣はまだまだある。

健康のために、階段をよく上る。ひとつ前の駅で降りて歩く。夏はおなかだけに布団をかける。汗をかいたら拭く。翌朝早いから、早めに寝る。イヤホンでスマホの音楽を聴く。かぜをひいたら受診する。熱中症予防で塩分も補給する。浄水器を通した水でうがいをする。尿酸値が気になるので魚卵は食べない。

本書では、こうした残念な健康習慣を多数収録。前著にはない成人病健診などの新しいジャンルも加え、内容を一層充実させた。ニセモノの健康習慣を遠ざけ、本当に効果があるものを実行するための参考になれば幸いだ。

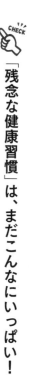

みんな誤解している残念な健康習慣

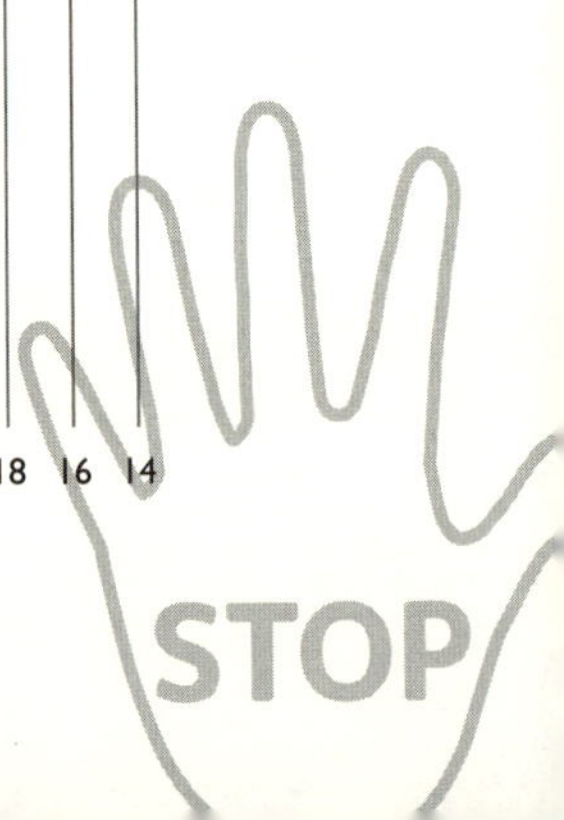

何気なくやっている残念な健康習慣

眠りが妨げられる残念な健康習慣

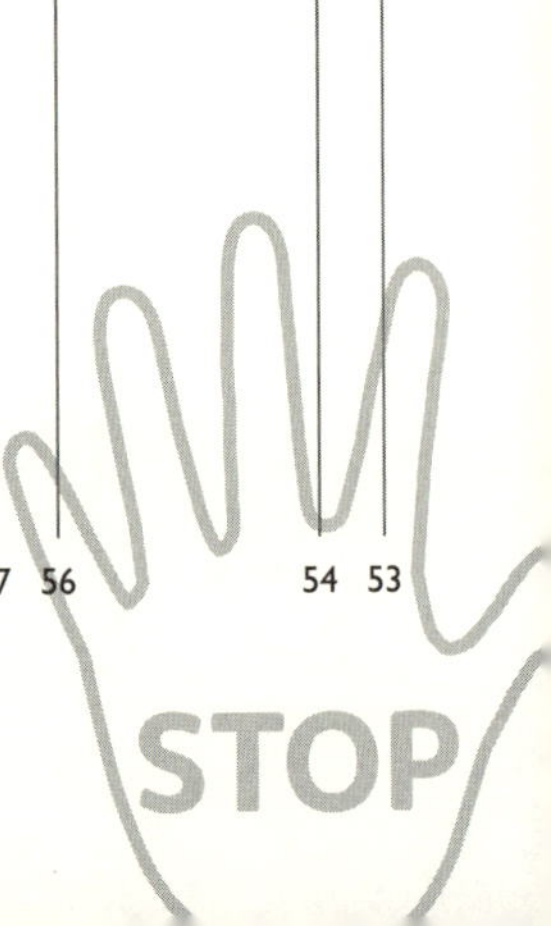

よかれと思って食べていた残念な健康習慣

スマホで体調を崩す残念な健康習慣

病気が治りにくくなる残念な健康習慣

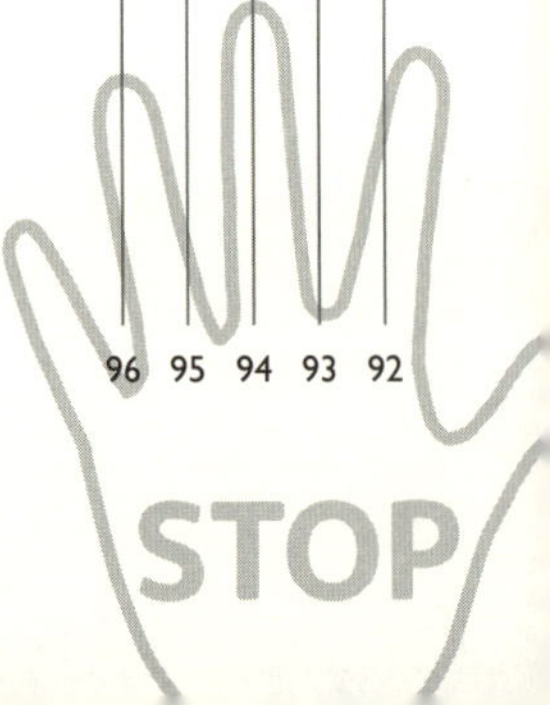

病気の前兆を見逃す残念な健康習慣

病気予防で誤解している残念な健康習慣

運動の効果が上がらない残念な健康習慣

栄養を失ってしまう残念な健康習慣

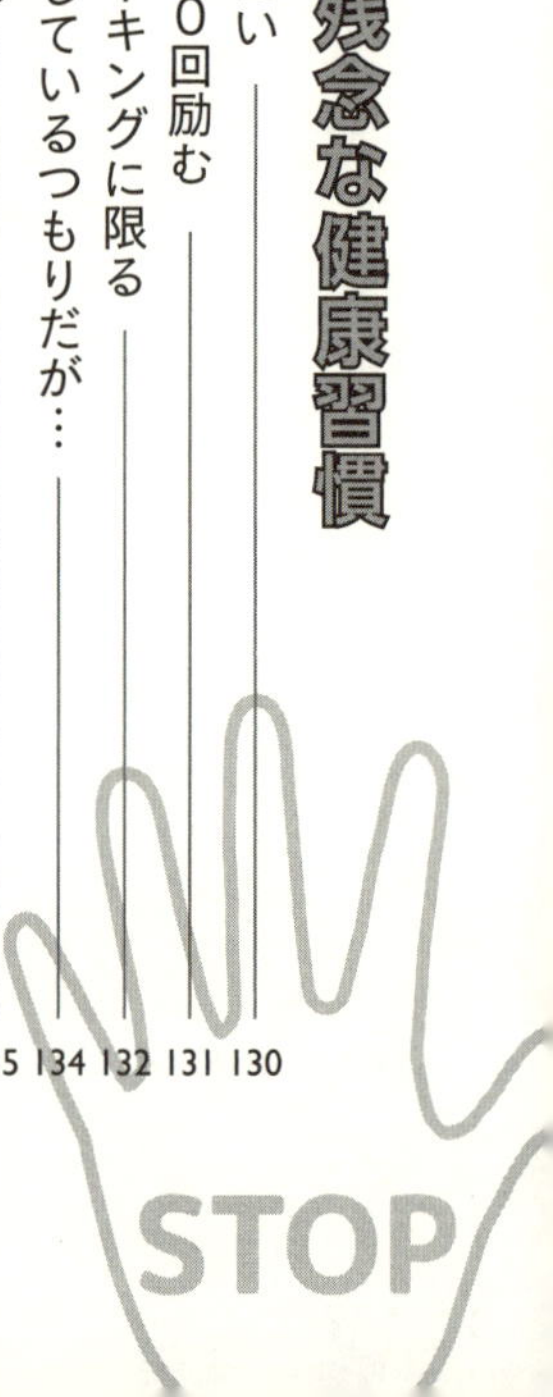

入浴で疲れが取れない残念な健康習慣

ダイエットで損する残念な健康習慣

健診結果に惑わされる残念な健康習慣

“みんな誤解している”残念な健康習慣

健康に良かれと思って
生活に取り入れていた行動が、
じつはまったく的外れ!?
そんなショックを受けてしまう
健康習慣をピックアップ。

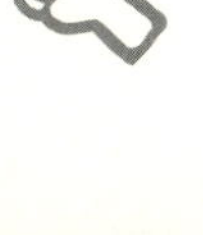

ヘルシーだから、ダイエットにもってこい！

ヘルシーな食品というイメージの強い春雨。体重が気になる人のなかには、日ごろから好んで食べている人もいるだろう。しかし、この機会に、ぜひ考えを改めることをおすすめする。残念ながら、春雨がダイエットに効くというのは幻想だ。

春雨はツルツルした食感、爽やかなのどごしなどから、うどんや中華麺とは全然違うタイプの食べもののような気がするかもしれない。だが、春雨の原料になっているのは、いくら食べても太らないような特殊な食材ではない。緑豆《りょくとう》やイモ類から取り出したでんぷんなのだ。

一方、うどんや中華麺は小麦粉から作られる。もちろん、その主な成分はでんぷんだ。原料がよく似ているのに、うどんや中華麺と比べて、春雨だけがぐっとヘルシーというわけはないだろう。

春雨はダイエット食品。こう信じていた人は驚くだろうが、春雨のカロリーや糖質は意外なほど多い。ゆでた場合で比較すると、春雨のカロリーはうどんの約80％、中華麺の55％前後もある。糖質にいたってはうどんの90％余り、中華麺の70％近くも含んでいる。麺よりもずっとヘルシーだからと、たっぷり食べていると、逆に太ってしまうことになりかねないのだ。

ダイエットを目的に食べるのなら、春雨ではなくしらたきがいい。正真正銘のヘルシー食品、コンニャクの一種なので、カロリーも糖質もほとんど含まれていない。

意外にカロリーも糖質も多く、ダイエットにはならない！

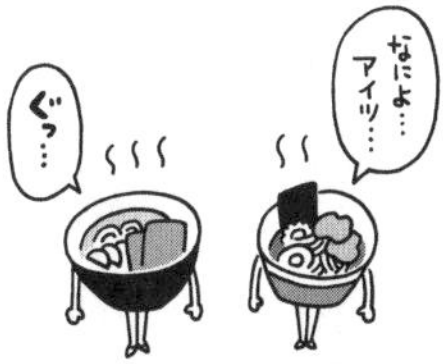
なによ…アイツ…
ぐっ…

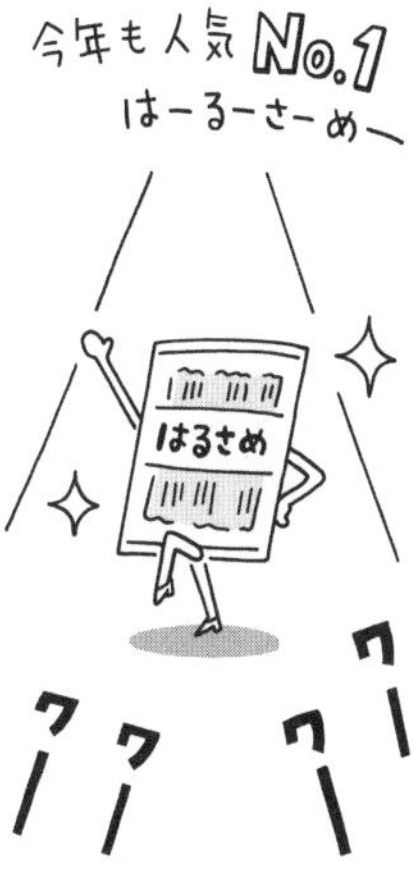
今年も人気No.1
はーるーさーめー
はるさめ
ワー
ワー
ワー
ワー

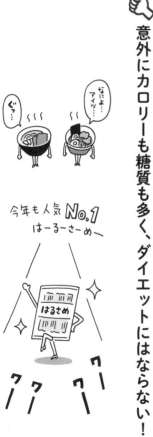

STOP
階段

健康のために、階段をよく上る

筋力の衰えは足腰からはじまる。そこで、できるだけエレベーターやエスカレーターは使わないで、階段を上ることを習慣にしている人もいるだろう。しかし、階段を下るのは運動にならないからと、下りはエレベーターなどを使っているのなら残念だ。じつは、階段は上るよりも下るほうが、健康に対する効果が大きい。

筋肉は収縮速度の違いから、ふたつのタイプに大きく分けられる。収縮するのが速く、大きな力を素早く発揮できるのが「速筋」。短距離走や筋トレなどの瞬発的な運動のほか、階段を下るときにも使われる筋肉だ。これに対して、収縮速度が遅いのが「遅筋」。長時間、持続的な運動をするのに適した筋肉で、持久走やウォーキングなどのほか、階段を上る際にも活躍する。

速筋と遅筋には、ほかにも大きな違いがある。まず、速筋は30代半ば以降、徐々に減っていくが、遅筋の量は加齢に伴う減少があまりない。また、速筋は筋トレなどにより、再び大きくすることができる一方、遅筋はいくら運動をしても、筋肉の量をほとんど増やすことはできない。

こうした筋肉の性質から、健康のためにぜひ鍛えたいのは、遅筋ではなく速筋ということになる。階段の上り下りでいうなら、遅筋を使う上りではなく、速筋を駆使する下りのほうで、自分の足を使うようにするべきなのだ。

高齢者が自宅の階段で転倒する事故は多いが、その大半は下っているときに発生している。これは速筋が衰えて、若いころのようにスムーズに下ることができなくなり、つまずいてしまうからだ。

年々、失われていく筋肉のなかでも、最も減りやすいのが足の筋肉だ。足と脳には密接なつながりがあり、足腰が弱ると脳の働きに悪影響を与えることもわかっている。これからは下りの際、意識して階段を使って、速筋を鍛えるようにしよう。あえてゆっくり足を動かして下り、筋肉により大きな負荷をかけるのがポイントだ。

じつは下りのほうが、筋肉を太くする効果あり!

STOP 歩く

健康のために、ひとつ前の駅で降りて歩く

健康のためには歩くのがいちばん。そこで、電車を利用する際には、ひとつ前の駅で降りて、目的地まで歩くようにしよう。こういった健康法はよく耳にするが、鵜呑みにしてはいけない。

ただ10分、15分、普通に歩いただけでは、健康に与える好影響はほとんどない、といっていい。そのうえ、今日はひと駅分を歩いたからもう十分と、運動をしたつもりになって、逆に運動不足に陥る可能性もある。

健康法としてひと駅分を歩くのなら、少し息が切れる程度の早歩きを心がけるようにしよう。歩幅を大きくして、時速6㎞ほどでウォーキングするのであれば、ひと駅分程度の距離でも運動効果は十分期待できる。

CHECK

早足のウォーキングでないと、運動効果は低い

STOP 成人病健診

γ-GTP対策で、数日禁酒して臨む

日ごろのアルコールとのつき合い方によって、数値が大きく変わるのが肝機能検査。その代表であるγ-GTPが毎年、正常値をオーバーしている人のなかには、何とか数値を抑えようと、成人病健診の3～4日前から禁酒をしている人もいそうだ。しかし、数値的にほとんど意味はなく、健診の目的からも外れるのでやめるようにしよう。肝機能検査のγ-GTP、GOT（AST）、GPT（ALT）の数値が半減するのは、酒を断って2～3週間後。数日間の禁酒程度では数値は下がらず、無駄な抵抗というしかない。しかも、成人病健診は体のありのままの状態を知り、健康管理に活かすためのものだ。検査直前の禁酒により、仮に一瞬だけ数値が改善できても、ほめられたものではない。普段の生活習慣のままで健診に臨むのが正解だ。

CHECK

その程度の禁酒では、数値にまったく変化なし！

STOP

タバコ

健康のことを考えて、低タールのものを吸う

体に悪い習慣だとわかってはいるものの、どうしてもタバコがやめられない。こういった場合、体に対する悪影響を少しでも抑えようと、「スーパーライト」などの低タールの軽い銘柄に替える人が少なくないようだ。

タールとは有害物質そのもののことではなく、タバコの煙のなかから、一酸化炭素やガス状の成分を除いた粒状の成分の総称。いわゆるヤニのことで、依存性のあるニコチンや約70種もある発がん性物質が含まれている。こういった有害物質は、低タールのタバコには少ないはずだから、健康に対する悪影響も小さいに違いない。こう思うのも当然だが、間違っている。じつは、低タールの銘柄に替えても、タバコの害との関連が深い肺がんのリスクが低くなる、というわけではないのだ。

ある調査によると、タバコを吸っていない人の肺がんリスクを1とした場合、超高タール（22㎎～）の喫煙者のリスクは30・5倍も高い。これに対して、低タール（～

7㎎）のタバコを吸っている人のリスクは21・6倍で、超高タールと比べると、リスクは3分の2程度まで低くなる。この数字だけを見ると、やはり、低タールのタバコに替える意味はあるのではないか、と思うかもしれない。

しかし、中間タール（8～14㎎）の喫煙者の肺がんリスクは18・3倍で、高タール（15～21㎎）でも19・1倍。意外なことに、低タールのタバコに替えると、一般的な銘柄を吸うよりも肺がんになりやすくなってしまうのだ。

思ったほどリスクが低くならない大きな理由は、低タールのタバコに替えると、物足りなさを感じることにあるようだ。このため、喫煙本数が増えたり、より深く煙を吸い込んだりする傾向があるという。これでは、いくら1本に含まれるタールの量が少なくても台無しだ。さらに、動脈硬化を進める一酸化炭素や、肺腺がんを引き起こすニトロソアミンについては、低タールのタバコのほうが多いという調査がある。こうしたデメリットを考えると、やはりスパッと禁煙するしかない。

肺がんや動脈硬化のリスクは逆に高まる！

STOP
貧乏ゆすり

カッコ悪いから、絶対にやらない

椅子に座っているうちに、自分でも気づかないまま、ひざを細かく動かしてしまう。何だかみっともなく、周りをイラッとさせる「貧乏ゆすり」。行儀が悪いとされるふるまいのひとつで、親や周りから注意されたことのある人も多いだろう。

自分がふと、貧乏ゆすりをしていることに気づくと、あ、いけない！と思って、すぐに動きを止めているはず。けれども、場合によってはその必要はない。それどころか、積極的にひざをガタガタ動かしたほうがいいケースもある。

じつは近年、貧乏ゆすりは健康に好影響を与えることがわかってきた。ある実験によると、貧乏ゆすりを5分間したあとで、ふくらはぎの温度を測定すると、約2℃も上昇していたという。ふくらはぎの筋肉が伸び縮みすることにより、血流が改善したのが理由だと考えられている。

血流改善が健康に与える好影響は多い。特に女性で足がむくみやすい人は、ときどき、意識的に貧乏ゆすりをするといい。ふくらはぎの血液の流れがとどこおり、水分が血管の壁から筋肉に染み出すのが、むくみのメカニズム。貧乏ゆすりによって血流を良くしてあげれば、かなり改善できるはずだ。

体温を上げる効果があるということは、これも女性に多い冷えの解消にもつながる。たった数分で体温が上昇するので、試す価値は大いにある。

貧乏ゆすりは、命にかかわるエコノミークラス症候群も予防できる。長時間、座った姿勢を保つことから静脈に血栓ができ、やがてはがれて肺の動脈に詰まるという恐ろしい病気だ。エコノミークラス症候群の予防には、ときどき、歩くなどの運動をして、足の血流を促すことが重要とされる。ふくらはぎの筋肉を動かす貧乏ゆすりは、こうした軽い運動の代わりになるというわけだ。

さまざまな面で効能大の貧乏ゆすり。マナーのことは少し気にしつつ、健康のために積極的に取り入れることをおすすめする。

血流を促進し、むくみや冷えを改善する効果あり！

STOP 深呼吸

大きく深く、口から空気をいっぱい吸い込む

ラジオ体操などの最後に行う深呼吸。両手を大きく広げ、口から息を胸いっぱいに吸ってから吐く。多くの人はこうしているだろうが、じつはこのやり方は安全ではないうえに、得られる効果も小さい。

深呼吸に限らず、息は鼻から吸うのが基本だ。鼻毛や鼻水といった防御機能があるので、ほこりや細菌などの多くをカットすることができる。これに対して、口呼吸をすると、当然、空気中の有害物質をそのまま吸い込んでしまう。

さらに、鼻から吸うと、のどの奥が開いて、大量の空気を肺に送り込むことができる。一方、口から吸っても、のどの奥は開かないので、肺に届く空気が少なめになってしまう。これでは正しい意味での深呼吸にはならないのだ。

CHECK

鼻から吸わないと、安全ではなく、肺に届く空気も少ない

STOP
早寝

年を取ったから、もう夜更かしはしない

若いうちは夜に出歩いたり、深夜までテレビやスマホを見たりと、夜更かしをするのはごく普通のこと。しかし、年を取ってきたら、夜遅くまで起きていてもやることがない、あるいは健康に悪そうだからと、早めに寝床に入るケースが多いようだ。

年とともに就寝時間が早くなるのは、ごく当たり前のように思えるかもしれない。とはいえ、平均的な睡眠時間は、65歳になると約6時間しかない。夜10時に寝た場合、まだ暗い4時にはもう起きることになる。早朝から散歩や体操、庭仕事などをする人もいるだろうが、朝の4時から6時にかけては、体温が最も低い時間帯。活動するには適しておらず、むしろ危険といっていいほどだ。年を取ったら、じつは早寝早起きではなく、やや遅寝遅起きを心がけるのがちょうどいい。

CHECK
逆に遅寝遅起きを心がけたほうが健康的

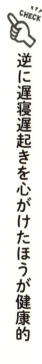

STOP
夏のシャワー

暑いので、シャワーだけで済ます

暑い時期に湯船につかると、入浴後、汗がだらだら出てしまうのがイヤ。せっかく汗を流したのに、これでは意味がないからと、夏の入浴はシャワーだけで済ませている人は多いだろう。

湯船に湯を張る面倒はないので、一石二鳥。こうした習慣は合理的で、悪くないように思えるかもしれない。しかし、いろいろな面でデメリットが多いので、やめておいたほうがいい。

まず、シャワーを浴びるだけでは、血液の流れをそれほど促進することができない。一方、湯船に浸かると、全身が水圧を受けることにより、体が想像以上に締めつけられる。この働きにより、血液の流れが良くなって、脚のむくみなどが改善されるのだ。こうした重要な作用は、シャワーでは決して得ることができない。

また、湯に浸かっていると、体が温まって血流が良くなる。熱いシャワーを浴びれば、同じ効果が期待できると思うかもしれないが、湯にゆっくり浸かるほうが、体がずっと温まるのは当然だ。

　体が温まることのメリットは、血液の流れが良くなるだけではない。湯船に浸かって体温が上がったあと、風呂から出て過ごすうちに、深部体温は少しずつ低下していく。体内で起こるこの変化により、じつは眠気が起こって寝つきやすくなる。心地良い入眠のためにも、シャワーではなく湯船に浸かるようにしよう。

　湯船に浸かると、浮力による効果も得ることができる。体が軽くなって、筋肉や関節が重力の負担から解放。風呂に入っていると、何となくリラックスした状態になるのは、この浮力による働きが大きい。

　こうした体に好影響を与えるさまざまな効果は、シャワーではなく、湯船に浸かることによって得られる。暑い時期でもぬるめの湯をためて、ゆっくり浸かって、1日の疲れを取るようにしたいものだ。

CHECK

血流促進、リラックス効果、快眠のためにも湯に浸かる！

STOP
冬の入浴

冷えるので、熱い風呂を沸かして入る

冬は寒くて冷えるので、ほかの季節よりも風呂を熱めの湯にしている。こういった人はよくいそうだが、もうやめておこう。逆に体が冷えた状態で、布団に入ることになってしまう。

熱めの湯に浸かると、ぬるめの湯よりも、体が温まりそうな気がするかもしれない。しかし、体温が急激に上昇すると、その熱を放散するために汗をたくさんかく。その結果、せっかく上がった体温は急激に下がり、ポカポカ感が持続しないのだ。

寒い冬でも、湯の温度は40℃を超えないようにするのがいいだろう。この程度の湯でも、体温を十分上げることができ、しかもその温かさは42℃以上の熱めの湯に入ったときよりも持続する。

CHECK

温かさがより持続するのは、ややぬるめの湯！

STOP 首もみ

首がこったら、よくもんでほぐす

肩がこると、よくもみほぐすと楽になる。同じように、首がこったときも、指でよくもんでいる人はいないだろうか。しかし、肩と違って、首をもむのは非常に危険な行為なので、これからは絶対にやらないようにしよう。

肩には太い血管は通っていないが、首には頸動脈が走っている。この頸動脈に血栓ができていた場合、もみほぐすことによってはがれてしまい、すぐ近くの脳まで血流に乗って移動し、脳梗塞を起こす危険があるのだ。

さらに、自律神経にかかわる重要な部分が隠されているのも首。ここに余計な刺激を加えると、交感神経と副交感神経のバランスが崩れて、原因不明の体調不良になる恐れもある。もむのは肩だけで、首にほどこすのは禁物だ。

CHECK

頸動脈の血栓がはがれ、自律神経も乱れる恐れが！

STOP
パン食

ごはんは太りやすいから、パン食にする

主食はごはんとパン、どちらがよりヘルシーなのだろう。ごはんは太りやすいからと、パンをチョイスすることが多いのなら、考え直したほうがいいかもしれない。パンは意外に脂質の多い食べもの。１００g当たりで比較すると、じつは食パンはごはんの約１・５倍、クロワッサンなら約４・５倍もカロリーが高い。実際に食べる量で換算すると、ごはんを軽く盛った茶碗１膳と、食パン６枚切り１枚のカロリーはほとんど同じ。食パンの場合、これにバターやジャムが加わるので、実質的なカロリーはごはんよりも高くなってしまうのだ。

でも、やはりパンが好きだから……という人の場合、ベーコンエッグといった脂質の多いおかずは避けて、カロリーを抑えるようにするのがダイエットには有効だ。

CHECK

意外にもパンのカロリーは高いので要注意！

STOP

ホットヨガ

ダイエットのためにホットヨガをやっている

健康や美容に良いと人気のヨガ。特に最近、ダイエット効果を期待する女性に、ホットヨガが注目されている。

室温30℃後半、湿度60％前後に保った室内で行うのがホットヨガ。高温多湿の環境のもと、ヨガ独特のストレッチをしているうちに、大量の汗が流れ出す。高いダイエット効果が得られそうだが、残念ながら、汗をかいても一時的に水分が減るだけだ。運動で減量を果たすには、エネルギーを大量に消費する必要がある。ホットヨガは激しい運動ではないので、ダイエット効果は大きくないのだ。

ホットヨガや一般的なヨガは、心身の緊張を解きほぐすのには非常に有効。ストレス解消やリラックスを目的に行うのがいいだろう。

CHECK

汗をいくらかいてもやせないが、リラックス効果は大

STOP クレンジング

念入りにマッサージをする

メイクの汚れを浮かせて落とすクレンジング。美肌をキープしなければと、毛穴の汚れまでしっかり取るため、念入りにマッサージもしている人はいないだろうか。しかし、そうした努力は、すればするほど肌を傷めてしまうのでＮＧだ。

クレンジング剤には多くの場合、洗剤などと同じく、脂汚れを溶かす界面活性剤が使用されている。メイク落としの際にマッサージも行うと、クレンジング剤を落とすまでに時間がかかってしまう。このため、界面活性剤の作用によって、肌から必要な皮脂まで奪い取り、乾燥しやすくなるのだ。

メイク落としは決して強くこすらないのが鉄則。加えて、肌の潤いを保つために、クレンジングは１分以内に収めるのが無難だ。

CHECK

時間をかけてこすると、肌から必要な皮脂も奪われる！

“何気なくやっている”残念な健康習慣

くしゃみ、しゃっくり、
読書に耳かき、首ポキポキ…。
普段の暮らしのなかで、
何気なくやっていることが、
体に大きな負担になっている！

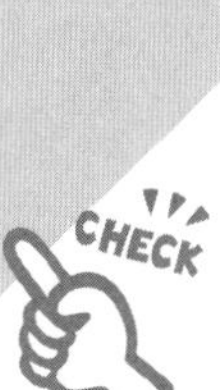

STOP
くしゃみ

まわりに迷惑だから、我慢する

映画館やコンサート会場にいるとき、あるいは会議中などの際、くしゃみをしたくなったらどうするか？　多くの場合、口や鼻を押さえたり、のどに力を込めたりして、我慢するのではないか。

まわりに迷惑をかけたくない、という気づかいはもちろん悪くない。だが、くしゃみを必死で止めようとする行為自体は最悪だ。

くしゃみは、鼻のなかにほこりや細菌、花粉などが入って鼻粘膜が刺激された際、そういった異物を外に吹き飛ばそうとする防御反応。その勢いは凄まじく、吐き出される息のスピードは、最速で新幹線並みの時速３００㎞を超える。

こうした爆発的な力があるのだから、我慢すれば体にダメージがあるのは当然だ。のどや鼻、耳にすごい圧力がかかり、飛行機で急上昇したときのように耳がキーンと鳴ったり、粘膜が傷ついたり、鼓膜に障害が起こったりすることがある。

血圧が急上昇するのも大きな問題だ。高血圧と診断される上の数値は140㎜Hg以上だが、くしゃみを我慢すると、一瞬で200㎜Hg程度まで上がる恐れがある。これでは、脳動脈瘤が隠されていた場合、破裂してもおかしくない。
くしゃみは多少マナー違反になるような場合でも、我慢しないほうがいい。特に鼻をつまんで我慢すると、血圧が一気に高くなりやすいので、絶対にやってはいけない。ハンカチで口を押さえて、音を小さめにする程度にとどめよう。

気道のダメージが大きく、血圧も急上昇して危険！

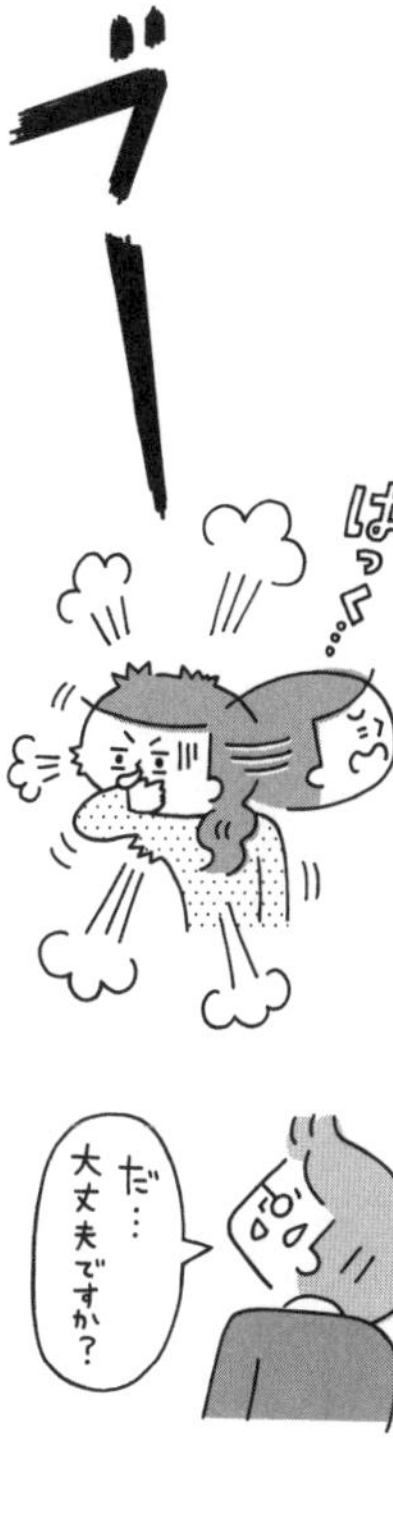

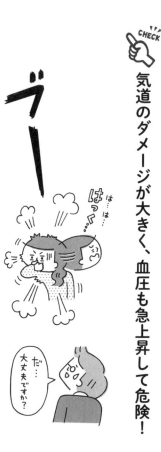

STOP
しゃっくり

誰かに驚かせてもらって止める

何の前触れもなく、「ヒック！ ヒック！」とはじまってしまうしゃっくり。多くの場合、しばらく時間がたてば治まるが、仕事や外出中なら非常に厄介だ。できればすぐに止めたいと思うだろうが、これがなかなか難しい。

よく知られているのが、誰かに突然、「ワッ！」と驚かせてもらうこと。ただし、近くに相当親しい人がいないとやってもらえない。しかも、それなりに効くことがある一方で、ビックリして体が緊張し、かえって止まりにくくなってしまうケースも見られる。また、心臓が悪い人には決してやってはいけない。

より効果的な止め方を考える前に、まずはしゃっくりのメカニズムを知っておこう。しゃっくりは、肺のすぐ下にある横隔膜が激しく収縮し、同時に、のどの奥にある声帯がキュッと閉じることによって起こる現象だ。

原因となるのは早食いや炭酸飲料、アルコール、大笑い、せきなど。こうした刺激がのどにある神経から、脳の一部である延髄に伝わり、横隔膜と声帯に指令が飛ばされてしゃっくりが出るようになる。

しゃっくりを止めるには、こうした発生経路に別の刺激を与えるのが効果的だ。やり方は簡単で、両耳に左右の人差し指を突っ込んで、30秒ほど強く押し続けるだけでいい。こうすると、延髄とつながっている神経が刺激されて、しゃっくりが止まりやすくなる。

もうひとつ、舌を指でつまんで口の外に30秒ほど引っ張り出すやり方もある。このようにしても、のどに分布する神経が刺激されるので、しゃっくりを抑えられる可能性がある。とはいえ、人前ではちょっとできそうもないので、こっそり、耳に指を突っ込むやり方のほうが良さそうだ。

なお、ほとんどの場合、しゃっくりは自然に止まるが、2日以上続くようなら、病気が隠されていることもある。一応、病院を受診するようにしよう。

CHECK

両耳に指を突っ込むやり方のほうが効果的

STOP 読書

腹ばいになって読むのが好き

普段、どういった姿勢で読書をしているだろうか。床やベッドに寝転んで読むのが好き、という人は注意が必要だ。仰向けで読むのなら問題はないが、うつ伏せが好きな場合は、首や腰にいつトラブルが起きても不思議ではない。

頭は人体のなかでもかなり重たい部位。重さは体重の10％程度で、60kgの人なら約6kgもある。うつ伏せになると、頸椎《けいつい》が不自然な形で、その重さをすべて支えなければいけない。これでは首にかかる負担が大き過ぎて、首や肩がこったり、腕がしびれたりする頸椎症になる恐れがある。加えて、うつ伏せの姿勢を保つと、腰がそり返り続けるのも辛い。腰と骨盤にかかる負担が大きく、腰痛につながってしまうのだ。

体に対する負担が大き過ぎるので、うつ伏せ読書はNGだ。

CHECK

首にも腰にも負担大！ 読書には最悪の姿勢

STOP
首ポキポキ

首を左右に動かして、ポキポキ鳴らすと気持ちいい

集中してパソコンに向かい続けたあとなど、首を左右に強く動かし、ポキポキ鳴らすと何となく気持ちがいい。だが、この「首ポキポキ」が習慣になったら、いずれ大きなトラブルに見舞われるかもしれない。

無意識のうちに、指の関節をポキポキ鳴らす人はよくいる。この習慣を続けても、特にトラブルに見舞われることはない。しかし、首を鳴らすのは問題だ。首には重要な神経が走っているので、強く動かすことを繰り返しているうちに、神経を傷めてしまう恐れがあるのだ。

また、首を強く動かされて、ポキポキと音が鳴るような整体の施術も安全とはいえない。体に効くような気がするかもしれないが、避けたほうが賢明だ。

CHECK

繰り返すうちに、首の神経を傷つけるかも！

STOP
耳かき

ひざ枕で耳かきしてもらうのが好き

女性にひざ枕してもらって、優しく耳掃除。男性ならみな大好きな、幸せなひとときではないだろうか。しかし、妻や彼女にお願いするのは、ひざ枕だけにとどめておいたほうがいい。その姿勢で耳かきをしてもらうのはＮＧだ。

綿棒などで耳掃除をした場合、耳アカをすべて掻き出せるわけではなく、多少は耳のなかにこぼれてしまう。ひざ枕の状態なら、細かい耳アカが耳の奥のほうに落ちて、鼓膜のうえにくっつくこともある。こうなったら、鼓膜がうまく振動できず、音が変な具合に聞こえることになりかねない。

誰かに耳かきをしてもらう場合は、頭を横にした状態ではやらないこと。耳のトラブルが起きないように、お互いが座った姿勢で行うようにしよう。

CHECK

耳アカがこぼれて鼓膜にくっつくかも！

STOP
耳かき

強めにゴリゴリやるのが好き

耳かきをする場合、ちょっと強めに綿棒を使わないと、耳アカが取れる気がしない。こう考えて、ゴリゴリ使っていると大変な事態に陥る恐れがある。

乱暴な耳かきによって、耳の穴の表面が傷つくとどうなるか。傷ついた部分から出てくる物質の作用によって、耳の穴の環境がアルカリ性に変化。この結果、おぞましいことに、カビが生えやすくなってしまうのだ。

耳の中にカビが生える病気を外耳道真菌症《がいじどうしんきんしょう》という。厄介なことに、たとえ治っても再発しやすく、治療が長期間にわたってしまうことが多い。耳掃除の際には、耳を傷つけない優しい耳かきを心がけよう。頻繁に行う必要はなく、1週間に1回程度で十分だ。

CHECK

耳の穴が傷ついて、カビが生えやすくなる！

STOP
風呂上がり

風呂上がりは扇風機や冷房で涼む

風呂から上がったら、クーラーの冷風に直接当たって涼む。ほてった体が冷やされて、ああ、気持ちいい……。こういった入浴後の習慣のある人は、毎晩、寝つきの悪さで悩んでいるのではないか。

風呂に入って温まると、体は体温を下げようとして汗をかこうとする。しかし、クーラーの冷風で体表が急激に冷やされると、汗腺が開かなくなり、こもった熱を外に出すことができなくなってしまう。

夜が更けて深部体温（体の内部の温度）が低くなると、眠気を感じて寝つきやすくなるのだが、こうした状態ではなかなか下がらない。このため、眠気が起こりにくくなってしまうのだ。快眠のために、風呂上がりは適度に涼むだけにしよう。

CHECK
深部体温が下がりにくいので、眠気が湧いてこない！

STOP かかと

かかとの手入れは、皮膚がふやける入浴後に

かかとの皮膚がガサガサに固くなるのはイヤなものだ。特に女性なら、手入れをしてキレイにしたいと思うだろう。そこで風呂上がり、かかとが軟らかくなったときを狙って、ヤスリで磨いてスベスベにする。良いメンテナンスの仕方だと思うかもしれないが、こうすれば一層のトラブルが発生する可能性が高い。

風呂に浸かることで、皮膚の角質はふやけて軟らかくなる。この状態でヤスリをかけると、確かに皮膚を削りやすい。だが、簡単に手入れができる分、皮膚を削り過ぎてしまうことが多いのだ。

ヤスリで磨くのなら、皮膚の角質が固い状態で行おう。入浴前などの足が乾燥しているときに削ると、ちょうどいい感じに仕上げやすいはずだ。

CHECK

削り過ぎるのでＮＧ！　入浴前の皮膚が固いときがベスト

STOP
ペットボトル

ペットボトルホルダーに入れて持ち運ぶ

夏の猛暑のなか、熱中症の予防として、出歩くときには水分補給が欠かせない。手軽に利用できるのは、お茶などのペットボトル。外出時は、専用のペットボトルホルダーに入れて、いつも持ち歩く人も多いだろう。

しかし、ホルダーを利用するのは、とても残念な行動だ。熱中症の予防のためには、冷たいままのペットボトルを手でつかむに限る。

熱中症で体温が上がったり、かぜで熱が出たりしたときは、首の後ろや脇の下、そけい部を冷やすのが有効とされている。ただし、体温を下げるのに効果があるのは、こういった太い血管がある部分だけではない。じつは近年、手のひらやほっぺた、足の裏を冷やした場合も、同じように体温が下がることがわかってきた。

手のひらなどにはＡＶＡ（動静脈吻合《ふんごう》）という、動脈と静脈を直接つなぐ太い血管がある。ＡＶＡは寒いときには閉じて血流を止め、熱が逃げるのを防止。一方、暑くなると開いて血液を大量に流し、熱を放散して体温を下げる働きをする。

こうしたＡＶＡの作用から、冷たいペットボトルは手で持つのが正解。開いた血管を流れる血液が冷やされて体温が低下し、熱中症の予防になるわけだ。

とはいえ、冷た過ぎるものを持っても効果はなく、15℃ほどの温度のペットボトルを持つのが最適といわれる。出かけるちょっと前に、冷蔵庫からペットボトルを出しておき、やや温度が上がってから、手に持って外出するのがおすすめだ。

CHECK

そのまま手に持つと、熱中症予防に効果あり！

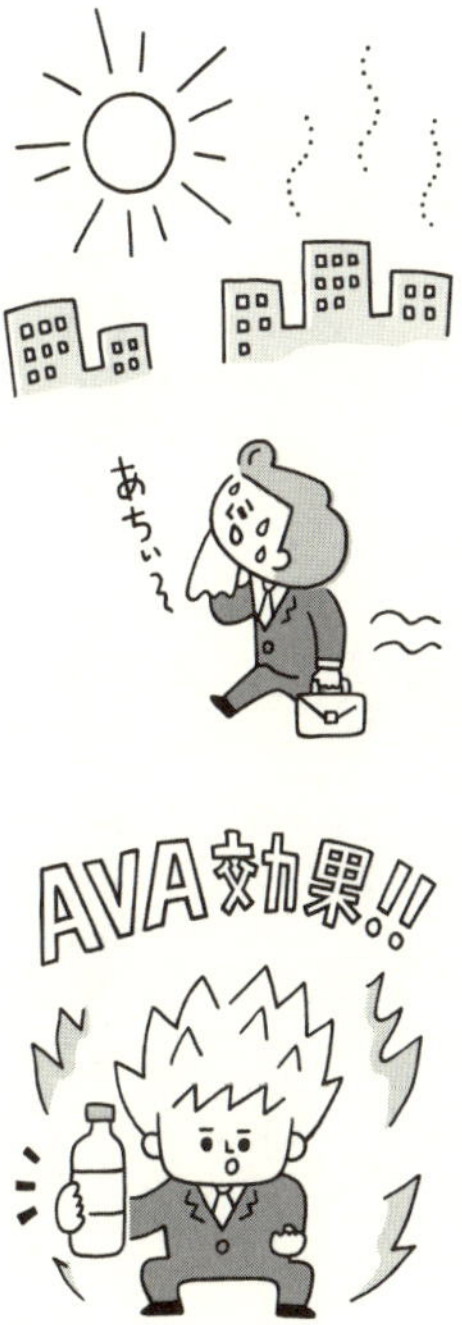

立ち上がるとき、「よいしょ」とは言わない

立ち上がるとき、「よいしょ」「よっこらしょ」といったかけ声をつい出したくなる。だが、年寄り臭いと思われそうなので、控えている人は多いだろう。

こうしたかけ声は確かに、あまりスマートな印象は与えない。しかし、ある研究では、椅子から立ち上がるときに声を出すと、腰や脚の筋肉がより連動して動き、筋力を高める効果もあったという。「よいしょ」「よっこらしょ」と言いながら動くと、じつは体をよりスムーズに動かすことができるわけだ。特に、重たいものを持ち上げるときなど、腰痛予防に効果が上がるとされている。

人前ではちょっと恥ずかしいかもしれないが、自宅にいるときは、堂々とかけ声を出しながら動くようにしてはどうだろう。

CHECK

「よいしょ」と口に出すと、動きがよりスムーズに！

STOP 鼻毛

伸びて気になったら、すぐに抜く

鼻の穴から、鼻毛がチョロチョロ見えているのは、非常にカッコ悪いものだ。鏡に向かったときに見つけたら、ただちに指先でつまんでブチッと引き抜く、という人はかなり多いに違いない。

しかし、鼻毛を抜くという行為は乱暴すぎる。抜いたときに鼻の粘膜が傷つき、そこから雑菌が感染して、炎症を起こす恐れがあるからだ。特に高齢者の場合、免疫機能が低下しているのでトラブルにつながりやすい。

鼻毛の処理は、専用の小型ハサミで切るようにしよう。ただし、鼻毛には空気中のほこりや花粉などをブロックし、体内に入れさせないという役目がある。健康のためには、あまり頻繁に処理しないで、そこそこ伸ばしておくほうがいい。

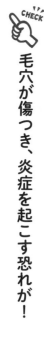

CHECK

毛穴が傷つき、炎症を起こす恐れが！

STOP
歯磨き

ホテルに備えつきの歯ブラシで磨く

ホテルや旅館に宿泊するときは、歯ブラシを持っていかない人が大半ではないか。洗面所には必ず歯ブラシが用意されているからだ。だが、歯ぐきの健康のために、これからは歯ブラシを持参することをおすすめする。

問題なのは、毛の質。多くの場合、毛が固過ぎるのに加えて、毛先が〝パッツン切り〟なのが良くない。市販の歯ブラシには、歯ぐきを傷つけないように、毛先を丸くするといった加工が施されているが、こうしたひと手間がかけられていないのだ。

備えつけの歯ブラシを使っても、歯垢を落とすことはけっこうできる。しかし、念入りに磨けば磨くほど、歯ぐきを傷つけやすい。なかでも歯肉炎の人は、ホテルの歯ブラシは使わないほうがいい。

CHECK

毛の質が良くないので、歯ぐきを傷つけやすい

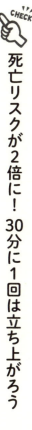

ほとんど座りっぱなしで過ごす

日中はデスクワーク、夜や休日はテレビを見たり本を読んだりと、1日のうち、ほとんどの時間を座って過ごす人は多い。しかし、座ったままで過ごすのが習慣になると、想像以上に体が弱っていくことを知っておきたい。

ある研究によると、1日13時間以上座り続ける、あるいは1日のなかで、1時間から1時間半は座り続けるというサイクルを何度も繰り返している人は、あまり座らない人に比べて、死亡リスクが約2倍も高くなるという。

一方、座っている時間のトータルが長くても、ときどき立ち上がって休憩するだけで、死亡リスクはぐっと下がる。普段、座って過ごすことの多い人は、30分に1回は立ち上がり、5分程度は立ったままでいるようにしよう。

CHECK **死亡リスクが2倍に！ 30分に1回は立ち上がろう**

STOP 夏のダイエット

夏は食欲がないので、ダイエットに絶好の季節

近年、夏の猛暑が凄まじい。これほど暑いと、食欲もなくなってしまう。ということは、ダイエットに絶好ではないかと、カロリー制限などに励もうとする人がいるかもしれない。しかし、四季のなかでも、夏はダイエットに最も向かない季節だ。

夏は高い外気温と冷房の効いた室温との温度差などにより、胃腸の働きをつかさどる自律神経の働きが乱れがちになる。

こうした食欲が湧かないときでも食べやすいのが、そうめんや冷やし中華などの麺類。だが、こういった食べものには糖質が多く、味わいはさっぱりしているものの、決してやせやすい食べものではない。近年、大流行の糖質制限ダイエットでは、真っ先にNGとされるようなメニューだ。

夏の夜の寝苦しさも、食事の嗜好と関連し、ダイエットにも影響することがわかっている。ある研究によると、睡眠不足になると、食べものの嗜好にかかわる脳の一部

が刺激され、なぜか甘いものを食べたくなるという。脳のこの操作によって、ついアイスクリームなどの太りやすいものを口にしてしまうわけだ。

とはいえ、夏はよく汗をかくからやせるのでは?と思う人がいるかもしれない。だが、汗は体温を調節するためのもので、いくらかいても脂肪が燃焼されるわけではない。ただ水分が失われるだけなのだ。

汗をたくさんかくと、ビールやジュースなどの冷たいものを飲みたくなるのも、ダイエットには良くない。胃腸が冷やされて働きがより低下し、食欲が一層なくなって、冷たい麺類にますます手が出るという、負のスパイラルに陥ってしまう。

それに、夏は気温が高いので、そもそも体温維持のために使うエネルギーが少なく、基礎代謝が低いのでやせにくい。

夏のダイエットはあまりにもデメリットが多過ぎる。暑いなか、無理に体重を減らそうとするのはやめておこう。

CHECK

夏は基礎代謝も低く、ダイエットに最も向いていない

STOP 汗

汗をかいたらハンカチで拭く

汗をだらだらかくのは気持ち悪い。体がベタベタして、シャツは濡れて体に貼りつき、女性なら化粧が崩れてしまう。汗臭そうで、まわりに対する印象も良くない。こうした汗トラブルを少しでも抑えようと、夏に外出するときはハンカチを絶対に忘れず、汗をかいたらすぐに拭いている人はいないだろうか。しかし、それではますます汗が止まらなくなってしまう。

汗をかくのは、気化熱によって体温を調節するためだ。その重要な働きをなくしたら、体に熱が一層こもってさらに汗をかき、ひどい場合は熱中症になってしまう恐れもある。どうしても拭きたいなら、ハンカチを濡らしてからにしよう。こうすれば気化熱を利用できるので、体に熱がこもることはない。

CHECK

体温調節ができなくなり、熱中症の恐れが！

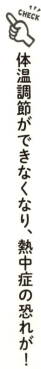

STOP

首にタオル

暑いときは首にタオルを巻く

夏の強い日差しのなかで作業をしたり、バーベキューを楽しんだりするとき、首にタオルを巻いている人がいる。こうしておくと、汗をすぐに拭きやすいので便利だ。首の汗が流れるのを防ぐこともできるので、シャツがベタベタにならなくて済む。とても効率的なようだが、猛暑のなかでは余計に熱さを感じるかもしれない。

首にタオルを巻いていると、その下の部分がどうしても蒸れてしまう。その結果、より暑さを感じることになりかねないのだ。しかも、汗がタオルに吸われるので、体温調節もうまくできなくなってしまう。

首にタオルを巻くのなら、水で濡らすのがおすすめだ。こうすると、ひんやり感じるだけではなく、水分が蒸発することによって体温も下げられる。

CHECK

蒸れて余計に暑くなる。濡れタオルならＯＫ

STOP
和室の掃除

汚れたら雑巾で水拭きする

リビングのフローリングは、掃除機がけと雑巾での水拭きを併用すると、よりキレイになる。同じように、和室の畳の部屋の掃除も、ほこりを取ったあとで水拭きしていないだろうか。だが、この掃除のやり方はＮＧ。畳がどんどん衛生的でなくなり、アレルゲンの巣になってしまう。

畳を水拭きしたあと、すぐによく乾かすことができないと大変だ。内部まで湿気が入り込んだ場合、ダニが繁殖するのに絶好な環境に変化する。

畳の掃除は、ほうきで掃くか、掃除機を優しくかけたあとで、雑巾で乾拭きすれば十分。どうしても乾拭きでは取れない汚れがある場合、できるだけきつく絞った雑巾で拭き、窓を開けて換気をしつつ、扇風機で風を当てて素早く乾かすようにしよう。

CHECK

畳が水分を吸収して、ダニの温床になる！

“眠りが妨げられる残念な健康習慣”

寝るときは羊を数える、
夏のかけ布団はおなかだけ、
翌朝早いときは早寝する。
快眠のために効果ありそうな
こんな習慣はすべてNG！

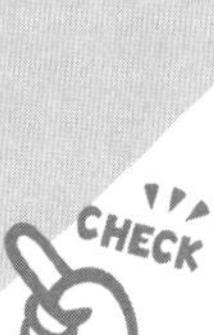

羊を数えながら眠りにつく

眠れないとき、「羊が1匹、羊が2匹……」と数えていると眠りやすいといわれる。だが、数えれば数えるほど、逆に頭が冴えてくるのでおすすめできない。この入眠儀式は英語圏に発祥したもの。一説には「羊＝sheep」と「睡眠＝sleep」が似ていることから、脳を睡眠モードに導く一種の言葉遊びとして生まれたとされる。

このため、日本語で「羊が……」といっても何の意味もない。しかも、静かに息を吐くような発音の「sheep」とはちがい、「ヒツジ」は音として言いづらい。数えるのにいちいち脳を使うので、なかなか眠れず、50匹、１００匹と数えるうちに焦って、ますます眠れなくなってしまうのだ。美しい風景を頭に思い描くほうがずっと早く眠れるという研究もある。眠りに導いてくれない羊のことはもう忘れよう。

CHECK

スムーズに入眠できる理由がないのでNG！

STOP かけ布団

夏はおなかだけにかけて寝る

夏にエアコンをつけて寝るとき、かけ布団はどのようにかけているだろう。冷えると胃腸の調子が悪くなるからと、おなかの上だけにかける人は多そうだ。しかし、温めるべきはおなかではない。

寒くない時期、体の状態は「頭寒足熱」を保つと快眠を得やすい。具体的にいうと、心臓よりも上は涼しさを保ち、下側は温めるのだ。こうすると、副交感神経の働きが高まり、体が休息モードに入ってリラックスできる。この体のメカニズムから、かけ布団はおなかだけではなく、胸の下側部分から足の先までかけて寝るのが正解だ。

寝間着についても、同じ考え方で選びたい。上は涼しい半袖で、下は長ズボンを履いて寝て、「頭寒足熱」の状態を保とう。

CHECK

下半身全部にかけると、体がリラックスモードに

STOP

照明

灯りやテレビをつけっぱなしで寝る

ベッドに入って、本を読んだりテレビを見たりしているうちに、たまには、そのまま眠ってしまうこともあるだろう。しかし、絶対に習慣にはしないほうがいい。数年後、あなたはかなり太っている可能性がある。

アメリカの国立衛生研究所が行った興味深い研究を紹介しよう。約4万4000人の女性を対象として、夜眠るときに「照明やテレビをつけっぱなしにする」「小さな照明だけをつける」「照明を消して真っ暗にする」といったグループに分けて、5年間かけて追跡調査したものだ。

その結果、「照明やテレビをつけっぱなし」で眠るグループは、5年間で体重が5kg以上増える割合が17%高かったという。

明るい部屋で寝ると、なぜ太るのか。この研究では、くわしい因果関係までは明らかになっていない。ただし、仮説は立てられる。

考えられるひとつは、睡眠の質そのものが悪くなったので、体が危険な状態に陥ったと判断し、脂肪すなわちエネルギー源をため込もうとしたことだ。また、睡眠を促すホルモンであるメラトニンの分泌が低下し、体内時計が乱れて食生活に影響したのではないか、という考え方もできる。

メカニズムはともあれ、明るい部屋で眠ったら太りやすいのは確かなようだ。照明やテレビはちゃんと消して寝るようにしよう。

明るい部屋で寝ると、太りやすくなる！

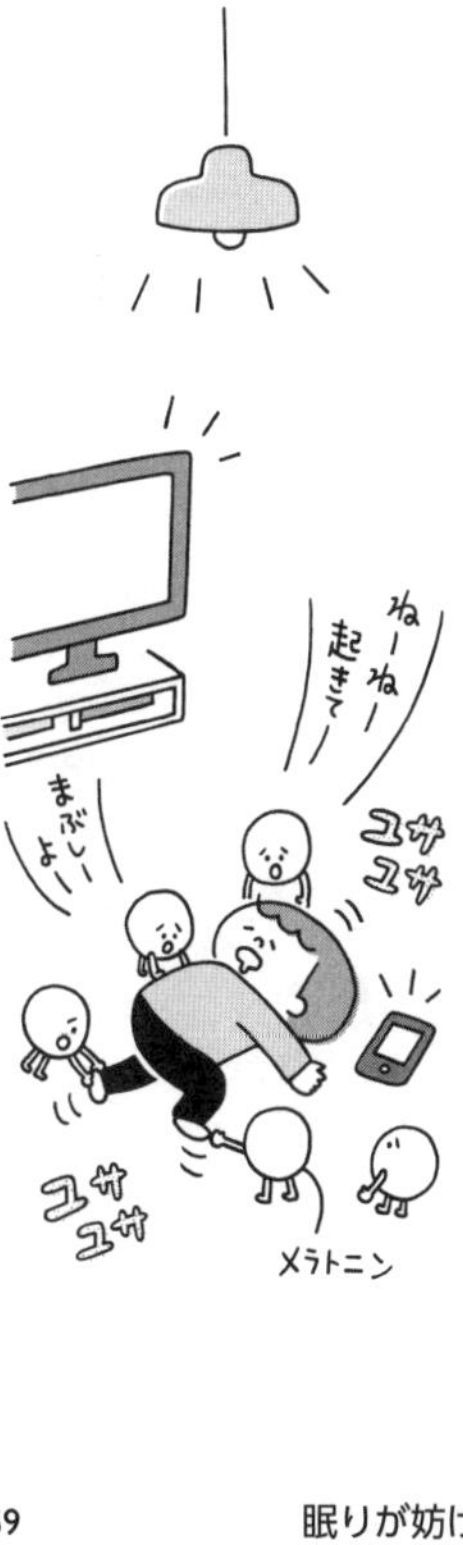

STOP
目覚まし時計

90分周期のリズムに合わせてセットする

睡眠には90分の周期があるから、そのサイクルに合わせて目覚まし時計をセット。こうしておくと、スッキリ目覚めることができる。睡眠のメカニズムに関して多少の知識がある場合、このように習慣づけている人がいるかもしれない。

睡眠には深い眠りの「ノンレム睡眠」と、それほど深くない「レム睡眠」がある。眠るとまずノンレム睡眠が訪れ、その後にレム睡眠が短時間現れて、再びノンレム睡眠に移る。こうしたサイクルで、朝目覚めるまで睡眠は繰り返されていく。

レム睡眠が現れるまでの周期は約90分とされる。そこで、その倍数に合わせた6時間後や7時間半後に目覚まし時計をセット。こうすると、眠りの浅いレム睡眠のときに目覚めるので、気持ち良く起きられるという理屈だ。

睡眠中、常に90分周期でノンレム睡眠・レム睡眠を繰り返しているのなら、賢い目覚め方といえるかもしれない。しかし、睡眠の周期はかっちり決まっているわけではない。平均して１００分プラスマイナス30～40分程度という、相当に幅広いサイクルを繰り返しているのだ。しかも、１回ごとのレム睡眠の長さは一定ではなく、明け方になるにしたがって長くなる。

そのうえ、睡眠の周期には個人差があり、みなが同じではない。さらに、同じ人でも日によって異なり、体調などの違いから、昨夜は1時間前後の周期だが、その前の夜は1時間半ほどだった、ということも十分あり得る。睡眠のメカニズムは、単純なかけ算で計算できるようなものではないのだ。

いま寝ると、いつもの起床時間まで6時間半眠れるけれども、それでは目覚めが悪いだろうから、目覚まし時計は6時間後にセットする。こういった努力はムダで、睡眠時間が少なくなるうえに、逆に寝起きも悪くなるかもしれない。

90分周期にこだわる意味はまったくない。それよりも、自分に合った睡眠時間や起床時間を把握しておくことが大切だ。

CHECK

周期は揺れ動くのが当たり前で、まったく意味なし！

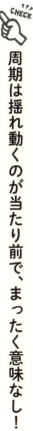

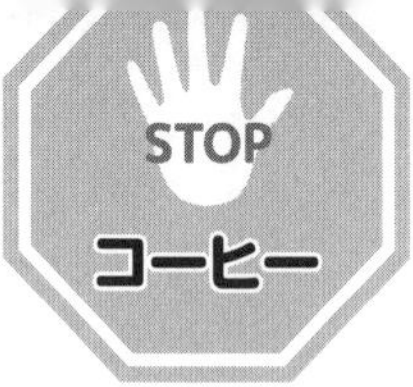

眠れなくなるので、寝る前は飲まない

カフェインが含まれている飲みものの代表はコーヒー。眠れなくなると大変だから、夜には絶対に飲まないという人は多いだろう。

確かに、夜も更けてからコーヒーを飲むのは禁物で、カフェインの作用によって、目が冴えてしまう可能性が高い。だが、寝る前にコーヒーを飲むほうがいいケースもある。それは昼寝をするときだ。

カフェインの作用が働くのは、摂取して20～30分後。コーヒーを飲んですぐに昼寝をすれば、寝つきが悪くなることはない。昼寝のし過ぎは夜の睡眠に影響するので、30分ほどで起きてみよう。すると、カフェインの覚醒効果のおかげで、すっきり目覚めることができる。休日などの昼寝で試してはどうだろう。

CHECK

飲んですぐに昼寝すれば、目覚めがすっきり！

STOP お茶

カフェインを含んでいるので、寝る前は飲まない

カフェインの影響で眠れなくなるから、夜は緑茶を飲むのは禁物……こう思っている人はいないだろうか。しかし、緑茶を飲むと興奮するどころか、逆にリラックスして、スムーズに眠りにつくことが近年、明らかになった。

心を鎮める効果のある成分は、緑茶に含まれるアミノ酸の4割以上を占める「テアニン」。摂取後40分ほどたつと、リラックスしたときの脳波であるα波が出るようになる。さらに、副交感神経を刺激して活性化する働きもあり、眠りにつくのに最適な状態に体を変えてくれるのだ。

普段の熱い湯ではなく、氷水を使って2~3時間かけて抽出してみよう。こうして作る水出し茶には、カフェインはほとんど入っていない。

CHECK

テアニン効果でリラックスし、眠りにつきやすくなる

STOP エアコン

寝るときはタイマーをセットする

地球温暖化の影響もあり、最近、夏の酷暑が凄まじい。昼間はもちろん、夜に寝るときもエアコンが欠かせなくなった。とはいえ、つけっぱなしにするのは電気代がもったいないと、タイマーをセットする人が少なくないようだ。

眠ってしまえば、暑さは感じないから大丈夫。こう思っているのかもしれないが、室温28℃、湿度60％以上になると寝苦しさが増して、睡眠の質が落ちるといわれている。熱帯夜が体に与えるダメージは大きい。

最も問題なのはエアコンが止まったあと、寝汗をかいてしまうことだ。これは眠っていても、自律神経が頑張って働いている証拠。脳が休まらない状態が続いているわけなので、質の良い睡眠を得ることは難しい。

しかも、寝汗をたっぷりかくと、当然、水分を大量に失うことになる。この結果、脱水症状に陥って、熱中症になりやすくなってしまうのだ。

睡眠中は体が危険な状態になっても、脳が眠っているので察知しにくく、気づかないうちに危険な状態に陥ってしまう恐れがある。熱中症による死亡の3割以上が夜に発生しているのはこのためだ。

こうしたリスクを避けるために、熱帯夜なのにエアコンをタイマー設定にするのはやめよう。冷やし過ぎるのがイヤな場合は、汗をかかない程度のやや高めの温度で設定すればいい。とにかく、朝までエアコンは止めないことだ。

エアコンだけではなく、扇風機を併用すると、さらに快適に眠ることができる。ただし、風を当て続けると、目覚めたときに体のだるさを感じるかもしれない。扇風機は体に直接向けず、首を上向きにして首振り機能を使い、部屋の空気を緩やかに動かすようにしよう。

注意したいのは高齢者。エアコンをつけたまま寝ることに対して、罪悪感を覚える人もいるようだが、もうそういった時代ではないことを理解しよう。

CHECK

タイマー設定にすると、場合によっては熱中症に！

いつも仰向けで寝る

仰向け、うつ伏せ、横向きなど、寝る姿勢はいろいろある。こうしたなか、最も体の負担が小さく、楽に眠ることができるのは、基本的には仰向けだ。しかも、手足を豪快に広げた大の字がいい。

仰向けで寝ると、背中や腰、両手両足など、体の広い面で体重を支えることになる。このため、血行が妨げられず、神経も圧迫されない。しかも、大の字になると、手足を大きく広げることから、体の熱を効率良く外に逃がすことができる。

大の字が最もおすすめの姿勢なのだが、ひとつだけ欠点がある。重力によって、舌のつけ根部分が下がり、気道が狭くなることだ。この姿勢を続けると、場合によっては呼吸がスムーズにできなくなり、いびきをかきやすくなってしまう。

普段、よくいびきをかく人の場合、仰向けで寝るのはＮＧ。おすすめしたい姿勢は横向きだ。仰向けの場合と比べて、気道が広くなるので、呼吸するのが楽になる。横向きの姿勢を保ちやすいように、毛布を丸めて背中に当てたり、抱き枕を使って体の圧迫をやわらげたりするとさらにいい。

いびきはかなりかくけど、太っているので横向きに寝るのは苦手……。こういった人がいるかもしれないが、いびきを軽く見ないほうがいい。ひどくなると睡眠時無呼吸症候群に悩まされ、血液中の酸素不足から生活習慣病を発症する恐れがある。まずは体重を減らすことから考えよう。

CHECK いびきをかく人なら、抱き枕を使って横向きで

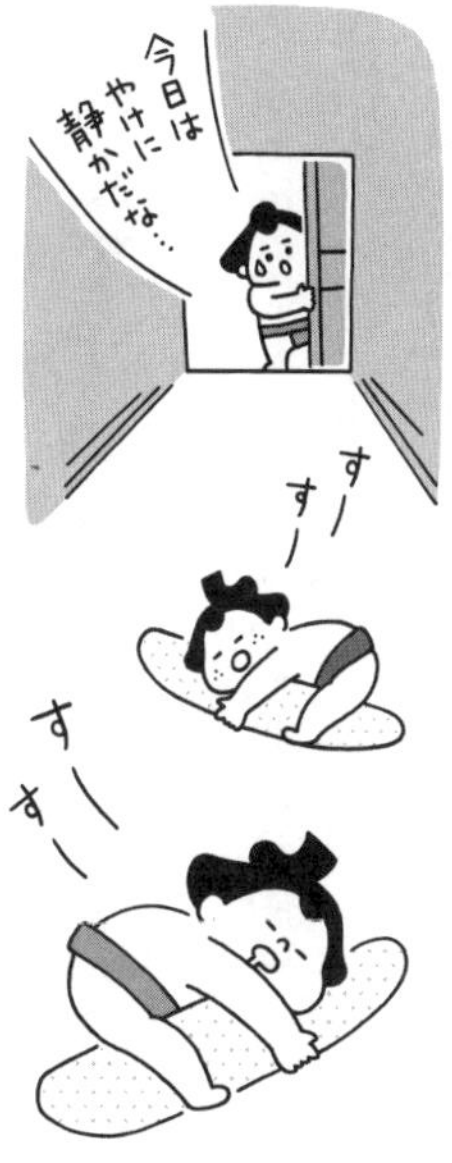

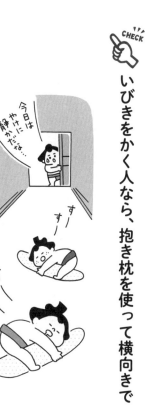

STOP
寝酒

寝つきやすいので、飲んでからベッドへ

何かに興奮して妙に目が冴える、あるいは心配ごとがあって眠れない。こうしたとき、ついアルコール類を口にしてはいないだろうか。

寝る前の酒はとても魅力的だ。気持ち良く酔いが回ったら眠くなり、不安やイライラは解消し、ベッドに入ればすぐにスヤスヤ……。軽い睡眠薬代わりに飲んでいる人も少なくないだろう。

けれども、寝酒にはメリットよりもデメリットが多過ぎる。アルコールの力を借りて眠るのは、もうやめにしよう。

酒を飲んで眠ると、あっという間に寝つけて、すぐに最も深いノンレム睡眠に達して、通常よりもその時間が長くなる。この最初の深いノンレム睡眠のときに、体を修復する成長ホルモンが多く分泌されるので、一応、これは寝酒のメリットといえる。

だが、体にとってうれしいことはもうほかにない。

深い睡眠が終わり、浅い眠りのレム睡眠に切り替わると、寝酒は体に害しか及ぼさなくなる。元凶のひとつは、アルコールが肝臓で分解されて生じるアセトアルデヒド。この物質の作用によって交感神経が優位になり、睡眠がより浅くなって、途中で覚醒しやすくなってしまう。酒を多く飲んだ翌日、疲れが取れていなかったり、日中、どうにも眠たかったりするのはこのせいだ。

さらに、寝酒をすると、夜中にトイレに起きることが多くなる。この原因はアルコールによる利尿作用だけではない。バソプレシンという抗利尿ホルモンが働かなくなって、通常よりも尿がたまるようになり、夜中にトイレに起きてしまうのだ。当然、睡眠の質は悪くなる。

寝酒はともかく、夕食で酒を飲むのはやめられない……というのであれば、就寝前の3時間は飲まないようにしよう。こうすれば、睡眠に及ぼす影響はある程度抑えられる。もちろん、肝臓などに対する影響はまた別の話だ。

眠りが浅く、トイレにも起きやすく、睡眠の質が低下！

STOP
早寝

翌朝早いので、早くベッドに入る

翌日、朝いちばんの飛行機で出張する。あるいは、旅行のために早起きしなければならない。こういった場合、睡眠不足になってはいけないと、普段よりも早めに眠ろうとするタイプの人がいる。この行動は吉と出るのか？

残念ながら、早めに寝床に入っても眠たくはならず、いつも寝ついている時間まで、ただ目をつぶっているだけの状態になるだろう。じつは、普段0時に就寝している人なら、その少し前の20時から23時くらいにかけては、体内時計の関係で、1日のなかでも最も眠りにくい時間帯なのだ。これを「睡眠禁止帯」ともいう。

少々睡眠不足になっても、1日くらいの睡眠負債は、次の夜に眠ったときに簡単に対応できる。普段通りの時間に就寝するのが得策だ。

CHECK

最も眠れない時間帯にベッドに入ってもムダ

STOP ベッドの位置

壁際に置いたベッドで寝る

寝室の真ん中にあるベッドで悠々と眠るというのは、日本の住宅事情では叶わぬ夢に近いかもしれない。実際には、ベッドはあまり広くない部屋で、壁に近い位置に置かれることが多いだろう。それはそれで仕方がないが、ベッドが壁にくっついていたり、あまりにも近かったりすると、寝苦しさはぐっと増してしまう。

日中の暑さによって、部屋の壁や天井には熱がこもる。夜になって気温が下がると、その熱は電磁波となって室内に放出される。これを「輻射熱《ふくしゃ》」という。このため、ベッドが壁に近いと、その熱をまともに浴びるので、より暑くなってしまうのだ。

ベッドを壁から離せば離すほど、輻射熱は伝わりにくくなる。10㎝以上離せば、暑さはだいぶやわらぐはずだ。

CHECK **夜に部屋が冷えると、壁にこもった熱が襲ってくる！**

STOP
徹夜

徹夜明けは休んで、昼間、ゆっくり眠る

働き方改革が叫ばれている昨今でも、たまには徹夜で仕事をしなければいけないことがあるかもしれない。こうした場合、徹夜明けの日をどのように過ごし、疲れを取るのがいいのだろうか。

ベストなのは、翌日は休むか半休を取り、昼間からぐっすり眠ること。こう考えるかもしれないが、おすすめすることはできない。昼間、数時間も眠り続けると、睡眠のリズムが乱れて、夜に眠れなくなることが十分考えられる。

徹夜明けでも、仮眠は30分程度で抑えるほうがいい。ひと晩くらいの睡眠負債は、次の夜に眠るとき、深い眠りのノンレム睡眠の時間が自然と長くなり、特に問題なく解消できるはずだ。

CHECK

睡眠のリズムが乱れるのでNG。短時間の昼寝にとどめる

“よかれと思って食べていた残念な健康習慣”

健康をキープするために
何よりも大切なのが
毎日の正しい食習慣。
カン違いした食べ方を続けると、
大変なことになってしまう！

CHECK

STOP

機内食

魚よりも肉の食事をチョイス

旅行や出張で海外に行く場合、時差ボケになって、眠たい、しんどい……という経験をしたことはないだろうか。

時差の大きなハワイや欧米に行くと、現地に到着した途端、眠気で頭がぼ～としたり、夜になってもなかなか眠れなくなったりする。これは現地の時間と体内時計が大きくずれてしまったのが原因だ。

時差ボケは1日1時間ずつ治せるともいわれるので、多くの場合、1週間ほどもたてば、現地時間に体が順応するだろう。しかし、現実的にそこまで悠長にかまえるわけにはいかない。

プライベートにせよビジネスにせよ、現地で充実した時間を過ごすため、時差ボケはできるだけ軽くしたいと思うのは当然だ。そこで、注目したいのが機内食。メインを肉か魚かをチョイスできる場合、自分は肉派だからと、何も考えないで好みの機内食を選んでいてはいけない。

　時差の大きな海外に行く場合、機内食で選ぶのは魚に限る。じつは魚に含まれている油には、体内時計を大きく調整する働きがあるのだ。

　紅花油やオリーブ油、ゴマ油、ココナッツオイル、大豆油など、数多くある脂質のなかでも、体内時計への影響度については魚の油が最強。ある実験によると、大豆油を含んだエサをマウスに与えると、1週間で体内時計は1時間だけずれた。これに対して、魚の油を含むエサを与えた場合、わずか2日間で、体内時計は4時間から7時間も大きく動いたのだ。

　魚の油のなかでも、特に体内時計を刺激する働きを持っているのはマグロの油。魚がメインの機内食を選び、ツナを使った料理が入っていればラッキーだ。体内時計の修正により、時差ボケを軽くする効果を期待して食べれば、一層おいしく味わえるかもしれない。

CHECK

魚の油が体内時計を調整し、時差ボケを軽くする

STOP

乳酸菌

乳酸菌を摂取するには、ヨーグルトに限る

腸内環境を改善し、便秘や肌荒れに効くことで知られる乳酸菌。その優れた健康増進効果が得られる食品の代表がヨーグルトだ。しかし、乳酸菌を生きたまま腸まで届けたいのなら、乳製品よりもずっと有効な食べものがある。

乳酸菌は大きく分けて2タイプ。ヨーグルトなどに含まれる動物性と、キムチや漬物に多い植物性があり、このふたつは性質が随分違う。動物性の乳酸菌は、牛乳などにたっぷり含まれる糖を栄養とする。発酵の場となるのは温かい環境下で、いわばぬくぬくと育ったものだ。

これに対して、植物性の乳酸菌が繁殖するのは、牛乳よりも糖がずっと少なく、そのうえ細胞壁が固い野菜。加えて、冷たくて塩分濃度の高い場所で発酵は行われる。動物性の乳酸菌と比べると、はるかに厳しい環境のなかで増えていくのだ。

こうしてしぶとく繁殖した植物性の乳酸菌は、動物性のものよりもずっと強く、た

くましい性質を持っている。酸に対する耐性も非常に高く、強い酸性である胃液の攻撃を受けても負けない。

ペーハーや温度を胃と同じ状態に保って、乳酸菌を培養した実験の結果を見ると明らかだ。過酷な環境のなか、3時間後には動物性のものはほぼ死滅してしまったが、植物性の乳酸菌はほとんどが生き残っていたという。

死んでしまった乳酸菌にも、腸内環境を整える効果があるが、生きたままで働くにこしたことはない。もっとキムチや漬物を食卓に上げて、植物性の乳酸菌を摂り入れるようにしよう。

キムチや漬物は、食物繊維をたっぷり摂取できるのも優れた点だ。製造過程で、水分が抜けることによって、野菜のカサがぐっと減る。このため、同じ量を食べても、生の状態と比べると、約2倍の食物繊維を摂取できるのだ。乳酸菌に加えて、この食物繊維の働きで、腸内環境は一層整えられる。

植物性の乳酸菌なら、生きたまま腸まで届く！

STOP

キムチ

乳酸菌の健康効果を期待して食べる

韓国が誇る発酵食品のキムチ。腸まで届く植物性の乳酸菌を摂り入れようと、毎日のように食べている人もいるだろう。しかし、そのキムチには案外、乳酸菌はそれほどいないのかもしれない……。

キムチは本来、塩漬けされた白菜や大根などの野菜に、小魚の塩辛や唐辛子、ニンニクなどを混ぜて作るものだ。独特のうま味が出るまでは、低温で2週間ほど発酵させる必要がある。

けれども、日本のスーパーなどで出回っているキムチの大半は、こうした熟成型のキムチではない。浅漬けの野菜に、キムチ味に調合した調味液を混ぜて浸け込み、本場のものよりもずっと短期間で作られている。

こうしたよくある浅漬け型のキムチは、韓国の人たちからすれば似て非なるもの。ただし、味については各食品メーカーが工夫し、うま味調味料などで調整しているため、食べ比べてもそれほど遜色はないかもしれない。

しかし、残念ながら肝心の発酵が足りない。このため、浅漬け型のキムチの場合、乳酸菌の働きについてはそれほど期待しないほうがいいだろう。

ラベルの表示欄を見れば一目瞭然。浅漬け型のキムチには、調味料をはじめ、本来必要ではないさまざまな素材が加えられている。乳酸菌の働きを活かしたいのなら、余分な添加物を加えていない、シンプルな製法のものを選ぶようにしよう。

浅漬け型のキムチの場合、乳酸菌はぐっと少ない

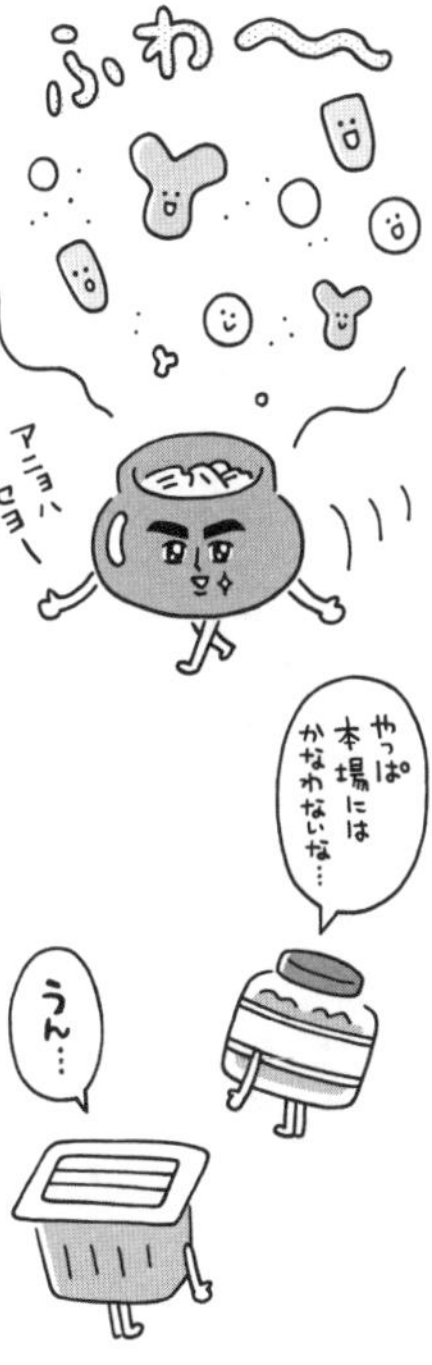
ふわ〜〜
アニョハセヨ〜
やっぱ本場にはかなわないな…
うん…

STOP 漬物

発酵食品だから、体に良さそうと思って食べる

発酵食品といえば、日本の伝統的な食べものである漬物もそうだ。おなかの調子を整えるには、こうした漬物も効果ありだと考えて、よく食べている人は残念だ。市販の漬物の大半は、さほど発酵しているわけではない。

漬物に隠された秘密は、キムチと同じ。浅漬けした野菜を、各種調味液に浸け込んだものがほとんどなのだ。ラベルの表示欄を見て、調味料や増粘剤、着色料などが加えられていれば、ほとんど発酵していない可能性が高い。

できれば、昔ながらの無添加の漬物を食べたいものだが、いまの時代、探すのは簡単ではないかもしれない。乳酸菌たっぷりの健康的な漬物を食べたいなら、ぬか漬けを手作りすることをおすすめする。

CHECK

市販の漬物は、ほとんど発酵していないものが大半…

お好み焼きをおかずに、ごはんを食べる

2016年、大阪府健康医療部が発表した「大阪版健康・栄養調査結果」のなかに、大阪人にとっては衝撃的な項目があった。「お好み焼き+ごはん」「焼きそば+ごはん」といった主食の食べ重ねは肥満になりやすい、というものだ。

大阪の食文化では、こうした食べ重ねはごく普通のこと。しかし、考えるまでもなく、炭水化物の過剰摂取につながるので、頻繁に行っている場合、肥満のリスクが高まるのは当然だろう。

食べ重ねの仕方は、大阪流に限らない。「ラーメン+チャーハン」「うどん+かやくごはん」などの一般的な組み合わせも、炭水化物の摂り過ぎになってしまう。肥満になりたくなければ、やはり控えておくべきだ。

炭水化物の摂り過ぎで、肥満に向けて一直線！

STOP
揚げもの

つけ合わせのキャベツはあとで食べる

トンカツや唐揚げ、ミックスフライなどの揚げものを定食で注文すると、必ず大盛りのキャベツのせん切りが添えられて出てくる。生野菜はそれほど好きじゃないからと、ほとんど口をつけなかったり、最後に少しだけ食べていたりしているのなら残念だ。あとで胃がもたれるかもしれない。

油っぽい揚げものとキャベツのせん切りのセットには、栄養学上のちゃんとしたわけがある。ひとつには、キャベツの汁から発見された成分、ビタミンUならではの作用が期待できるからだ。ビタミンUは胃腸薬の名前にもなった「キャベジン」ともいわれる栄養素。胃の粘膜を修復し、荒れて傷んだ組織を正常な状態に戻す働きがある。揚げものを食べるときには、ぜひ活躍してもらいたい成分なのだ。

トンカツなどの脂っぽい料理は消化が悪い。胃は頑張って消化しようと、胃液をたくさん分泌し、その結果、胃もたれや胸のむかつきが起こってしまう。しかし、キャベツのせん切りを先に食べていれば、ビタミンUの作用によって、こういった不快感を抑えることができる。ビタミンUは加熱に弱いので、生で食べられるせん切りは、揚げもののつけ合わせとして最適だ。

ビタミンUはキャベツのほかに、レタスやパセリなどにも多く含まれている。これらも、揚げもののつけ合わせとして、同じ皿によく盛りつけられている野菜だ。キャベツのせん切りと同様に、こうした生野菜も揚げものよりも先に食べるのがいいだろう。パセリなどはただの添えものと思っている人がいるかもしれないが、重要な役割を果たそうと、食べられるのを待っているのだ。

生野菜を先に食べると、近ごろ流行の「ベジファースト」の効果も期待できる。野菜に含まれる食物繊維の働きにより、消化吸収が緩やかになり、ダイエット効果が得られるという食べ方だ。ただし、時間をかけて食事をしないと、ベジファーストの効果が現れにくいので、早食いはしないようにしよう。

CHECK

キャベツを先に食べると、胃もたれ防止に効果あり！

STOP

ココナッツオイル

ダイエットに効果があるから、よく使う

海外のセレブが愛用することで有名になったココナッツオイル。とてもヘルシーらしいからと、一般的な油の代わりに使っている人はいないだろうか。

ココナッツオイルの主成分は、動物性の脂と同じ飽和脂肪酸の仲間である中鎖脂肪酸（ラウリン酸）。セレブが注目したのは、中鎖脂肪酸はエネルギー源になりやすく、脂肪として蓄積されにくい点にある。ダイエットに有効で、スマートな体型を維持できるというわけだ。

しかし、飽和脂肪酸を多く摂取すれば、心臓病のリスクが高まってしまう。太りにくいというメリットがあっても、健康を害する可能性があるなら、好んで食べるのはいかがなものか。ビジュアルが最重要であるセレブの真似をする必要はない。

CHECK

摂り過ぎると、心臓病のリスクが高まってしまう！

STOP

クルミ

たくさん食べて、体に良い「α-リノレン酸」を摂取

良質な脂質が含まれているからと、最近、人気が高いのがナッツ類。なかでも、クルミは亜麻仁油《あまにゆ》、シソ油などと同じく、生活習慣病の予防に効くα-リノレン酸を豊富に含んでいることで知られる。その高い健康効果を得ようと、クルミを積極的に食べるのは、とても良いことのような気がするかもしれない。だが、クルミの脂質はα-リノレン酸だけではない。その約4・5倍ものリノール酸が含まれているのだ。

リノール酸は紅花油など、多くの植物油の主成分。適量だと血中コレステロール値を下げる効果などがあるが、摂り過ぎるとアレルギーなどの原因になる。脂っこい料理を好む現代の日本人は、過剰摂取の傾向がある脂質なのだ。こうした脂質の性質から、クルミは食べ過ぎに要注意だ。

CHECK

摂り過ぎ注意の「リノール酸」のほうがずっと多い！

かぜをひいて熱が出たら、おかゆを食べる

かぜをひいて熱が出ると、食欲がなくなってしまう。そんな状態でも何とかのどを通るからと、おかゆを食べるようにしている人はいないだろうか。

おかゆは消化が良く、胃腸の負担が小さくて済む。水気が多い料理なので、熱で失われた水分補給にもなる。かぜのときに絶好の食べものと思うかもしれないが、残念なことに、ほとんど炭水化物しか含まれていない。

体が弱っているときは、無理をして食べることはないが、おかゆだけでは栄養が偏り過ぎだ。かぜを治すのに必要なのは、ウイルスを退治する抗体の材料となるたんぱく質。おかゆではなく、卵を落としたおじやのほうが数段優れている。固形物がのどを通りにくいのなら、卵酒を飲んでたんぱく質を補給するのもいいだろう。

ほしいのはたんぱく質。卵おじやや卵酒を

“スマホで体調を崩す残念な健康習慣”

もはや生活の一部になって、
絶対に手放せない便利なスマホ。
しかし、使い方によっては、
目や耳、口に障害が出て、
疲れや肥満の原因にもなるなんて！

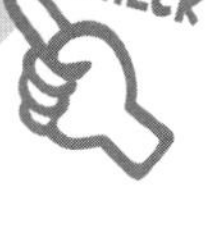

STOP スマホ

いつも、うつむいて操作している

話している相手の口が臭いと、イヤな気分になって、話が頭に入らなくなってしまう。しかし、あなたが1日に何時間もスマホをいじる習慣があるのなら、目の前の相手も同じように口臭を感じ、我慢しているのかもしれない。

口のなかにいる細菌が、食べもののカスを分解するときに発生するガス。多くの場合、これが口臭の正体だ。ただし、通常は唾液によって菌が流されるため、口臭はそれほど発生しない。ところが、スマホをうつむき加減で持っていると、唾液腺が圧迫され、口のなかの清潔さが保たれないので臭くなってしまう。これがスマホを原因とする〝スマホ口臭〟で、近年急激に増えている。

唾液がよく分泌されるように、顔の位置まで上げて操作するように習慣づけよう。

CHECK

唾液腺の分泌が悪くなり、〝スマホ口臭〟に！

STOP 充電

アラームをセットして、枕元で充電する

近ごろは目覚まし時計ではなく、スマホのアラームによって目覚める人が増えてきた。しかし、すぐに手に取れるように、充電しながら枕元に置いておくのはNGだ。すやすや眠っているうちに、手痛いトラブルに見舞われる可能性がある。

スマホが起動時に熱くなるのはよく知られている。起動した状態で充電している場合、表面の温度は50℃以上になることさえあるほどだ。こうしたスマホを枕元に置いておくと、どうなるか。腕の下などに敷いて、そのまま長い間眠っていると、低温やけどになってしまうことがあるのだ。

低温やけどは自覚症状がないため、気づかないうちに重症化し、皮膚が壊死《えし》することもある。睡眠中、充電中のスマホは、決して体の近くに置かないようにしよう。

CHECK

寝ているとき、体に触れると低温やけどになる！

STOP

持ち方

目からごく近くに持って、長時間見続ける

生活のなかで欠かせなくなったスマホ。ひまなときは常に手に持って、じっと見続けているという人もいるだろう。しかし、毎日、こうした行動を取っていると、目に障害が現れることがわかってきた。

スマホを見過ぎることには、いろいろなデメリットがある。なかでも最近、問題となっているのが、目の黒目が内側に寄る急性内斜視になってしまうことだ。従来、それほど一般的な病気ではなく、患者も多くはなかったが、近年、特に10代の子どもや20代の若者を中心に急増している。

急性内斜視の害は、〝寄り目〟だけではない。ひどくなると、ものが二重に見えるようになる。歩いていても、目の前に続く道が2本に見えることもあるというから、非常に厄介だ。しかも、いったん発症すると治りにくく、手術が必要な場合もある。

原因は、スマホを近くで長時間、見過ぎてしまうことだ。近くのものを見るとき、

眼球を内側に向ける内直筋が縮み、〝寄り目〟のような状態にしてピントを合わせる。本を近くで読む場合も、こういった状態になることがあるが、視線は右から左へと繰り返し移動し、ページをめくるときにも動く。

これに対して、スマホの場合、常に同じ距離で同じところを凝視する。しかも、本を読むよりも、スマホを見るときの距離は近いことが多い。この結果、内直筋が縮んだまま固まり、元に戻らなくなって、急性内斜視になってしまうのだ。

スマホによる急性内斜視を防ぐには、25㎝程度は離して見ること。加えて最低でも10分に1回は数秒間、スマホから目を離して遠くを見るようにしよう。

急性内斜視は大人にも発症するが、より怖いのが子ども。なかでも、視力の機能が完成する9歳以前の場合、急性内斜視になると、メガネをかけても視力が戻らない弱視につながる恐れがある。子どもにスマホを与える場合は、使う時間を決めて渡すといった対策が必ず必要だ。

CHECK

急性内斜視の原因に。子どもなら弱視になるかも！

通勤中や外出中はいつもつけている

スマホで音楽を聴く場合、便利なのがイヤホン。通勤中や外出中、いつでも耳につけているという人は多そうだが、その習慣には大いに問題がある。

イヤホンが引き起こす耳のトラブルが「ヘッドホン（イヤホン）難聴」。コンサート会場などで爆発的な音量にさらされた場合、一気に難聴になるが、イヤホンによる難聴は進行が遅く、じわじわと耳の聞こえが悪くなっていく。難聴と気づかないうちに重症化すると、聴力が回復できなくなる恐れもある。

イヤホンによる難聴を防ぐため、聞き続けるのは1時間程度までで、音量はマックスの60％程度以下に抑えよう。耳鳴りがするなど、耳の調子がおかしいと思ったら、早めに耳鼻科を受診することも重要だ。

いつの間にか難聴になっている恐れあり！

STOP
イヤホン

いつもつけているが、音量を下げているから大丈夫

イヤホンのトラブルといえば難聴だが、音量を調節しているから大丈夫、と思ってはいないか。ところが、ボリュームを下げているから、つけ続けていいというわけではない。ゾッとするような事態を招く可能性があるので、イヤホンの使い過ぎは絶対にやめておいたほうがいい。

耳にイヤホンを長時間つけていると、耳の穴の風通しが悪くなって、高温多湿の状態が続いてしまう。その結果、耳の穴にカビが繁殖する外耳道真菌症《がいじどうしんきんしょう》の恐れがあるのだ。これを防ぐには、イヤホンの長時間にわたるつけっぱなしはやめること。耳の穴に傷ができると、一層カビが生えやすくなるので、イヤホンの出し入れは丁寧に行おう。耳が蒸れにくいヘッドホンに替えるのも改善策のひとつだ。

CHECK

風通しが悪くなり、耳の穴が蒸れてカビが生える！

STOP
キラキラケース

いつも服のポケットに入れている

女子に人気の高い、振るとキラキラ揺れる液体入りのスマホケース。楽しいアイテムだが、使い方には注意が必要だ。取り出しやすいようにと、服のポケットなどに入れておくと、トラブルを引き起こすかもしれない。

ケースに小さな亀裂などがある場合、中に入っている液体が少しずつ漏れてくる。じつは多くの場合、キラキラケースに入っているのは、灯油と同じような成分の鉱物油。数時間、皮膚についたままになっていると、化学物質に触れることで起こる「化学やけど」を起こしてしまうのだ。

キラキラケースはポケットではなく、バッグなどに入れるようにしよう。そのうえで、液漏れをしていないか、ときどきチェックするクセをつけると安全だ。

CHECK

正体はほぼ灯油。液漏れしたら、化学やけどを起こす！

STOP 入浴

お風呂でスマホを見ながらリラックスする

ぬるめの湯を沸かし、スマホを見ながらゆっくり入浴。これが1日の疲れを取るための最高のリラックス方法……こう思っている人がいるかもしれないが、せっかくの風呂の時間が台無しだ。

体は無意識のうちに、自律神経によってコントロールされており、活動時には交感神経が活発化し、逆に休むときには副交感神経が優位になる。ぬるめの湯に浸かると、本来なら、副交感神経が優位になってリラックスするはず。ところが、スマホを見ると、熱い湯に入ったときのように、交感神経が活発に働いて気が休まらなくなるのだ。

スマホを見ながらリラックスしているつもりでも、体の働きはまったく逆。風呂の時間くらいは、スマホのことは忘れるようにしよう。

CHECK

交感神経が活発になり、全然リラックスできない！

STOP 食事

スマホを見ながら食べる

最近、ちょっと暇があると、すぐにスマホを見る人は非常に多い。通勤中はもちろん、ランチをしながら、おやつをつまみながらもスマホ、スマホ、スマホ……。しかし、何かを食べながらいじるのはやめておこう。行儀が悪いというだけではなく、太る原因になってしまう。

ある実験によると、コンピュータゲームに熱中しながら昼食を取ったあと、おやつにクッキーを好きなだけ食べてもらうと、食事に専念した人と比べて、69％も多い量を食べたという。食事をした実感があまりなく、食欲が満たされないので、つい間食を多く食べるのだと分析されている。スマホを見る場合も同じ結果になるだろう。スマホを手にした〝ながら食べ〟は、健康のためにも美容のためにも大敵だ。

CHECK

食欲が満たされず、おやつを食べ過ぎて太りやすい！

“病気が治りにくくなる”残念な健康習慣

病気になってしまったら、
的確な治療や療養によって、
できるだけ早く治したい。
正しい知識を身につけないと
進行を止めることはできない！

STOP

注射

注射のあとはよくもむようにする

インフルエンザの予防接種を受けたあと、注射された部分をよくもんではいないだろうか。けれども、この対処は必要ない。それどころか、余計なトラブルを引き起こす危険さえある。

医療従事者を対象にした「インフルエンザ予防接種ガイドライン」というマニュアルのようなものがある。そこには「インフルエンザ予防接種後には注射部位をもまずに血が止まる程度に押さえるだけでよく、もむ場合でも数回程度にとどめる。あまり強くもむと皮下出血を起こすこともある」といった具合に記されている。

この指導内容は、特に中高年の人にとっては意外かもしれない。子どものときからの経験で、注射をされるとつい条件反射的にもみたくなってしまう、という人は少なくなさそうだ。

注射のあとでもみたくなるのは、かつての医療の仕方が原因ではないか、という説がある。昭和の時代、医療の現場では、いまとは比較にならないほど、気軽に注射による治療が行われていた。子どもの時分にかぜをひいたとき、抗生物質や解熱剤の注射を腕やお尻に打たれた記憶のある人は多いだろう。

注射には針を通す部位により、皮膚に近い浅いところから順に「皮内注射」「皮下注射」「筋肉注射」に分けられる。昔よく行われていたのは、最も深いところまで針を刺す筋肉注射。このため、あとでしこりなどができるのを防ぐため、よくもむように指示されていた。この昭和の慣習が記憶に強く残っていて、注射を打たれると、ついもみたくなってしまう。

しかし、インフルエンザの予防接種は、比較的浅いところに打つ皮下注射。ガイドラインにあるように、強くもむのは刺激が強いのでNGなのだ。

なお、血液検査のために採血をした場合、もむのはなおさら良くない。血が固まりにくくなるので、強く押さえるだけにしなければいけない。

CHECK

もむのは昔の慣習。皮下出血の原因にもなりNG

STOP

かぜ

早く治したいから、病院へ行く

最も身近な病気で、誰もが発症したことのあるかぜ。せきや鼻水、発熱を早く治そうと、かぜをひいたら病院に行く人は少なくなさそうだ。しかし、ほとんどの場合は受診する必要はなく、逆に病気を悪化させるかもしれない。

よく知られていることだが、かぜのウイルスに効く薬はない。原因となるウイルスは200種類以上もあるから、ワクチンをいちいち開発するのは現実的に不可能だ。そのうえ、かぜは命にかかわる病気ではなく、放っておいても数日から長くても1週間ほどで自然に治る。こうしたことから、かぜには特効薬がないのだ。

いや、抗生物質を処方されたことがあるけど……と思うかもしれない。けれども、そもそも抗生物質はウイルスではなく、細菌が引き起こす病気を治すためのものだ。必要がないだけではなく、副作用もあるので、基本的には極力使わないほうがいい。決して自分から希望しないようにしよう。

というわけで、病院から処方される薬はすべて対症療法。せきや鼻水といった症状を緩和して、楽にするためのものだ。対症療法でもいい、薬がほしいから病院に行くのだ、という人がなかにはいるかもしれないが、薬局やドラッグストアでも、同じような総合感冒薬が簡単に手に入る。

では、かぜで病院を受診するメリットは何かというと、じつは通常、ほぼ何もない。それどころか、デメリットのほうが多いのだ。

かぜをひくのは、気温の低い時期のことが多い。本来、温かい場所にいなくてはいけないのに、受診のために寒いなかを移動するうち、症状が悪化しかねない。病院では場合によっては無駄な検査をして、長い時間、待合室で待機するかもしれない。そうした間、ほかの患者から、もっと深刻な感染症をうつされてしまう可能性もある。

病気を治すために病院に行ったのに、逆に悪化してしまったのではバカらしい。明らかに普通のかぜのときは、もう病院は受診しないようにしよう。

CHECK

受診する意味はなく、逆により悪化する恐れが！

STOP
熱中症

汗をかくので、熱中症予防で塩分も補給する

汗をかくと、水分といっしょに塩分も失ってしまう。だから、熱中症を予防するためには、ただ水を飲むだけではなく、塩分も補給しなければいけない。こう考えている人は、ひどい場合は血圧が上がってしまうかもしれない。

汗には塩分が含まれている。しかし、普通に汗をかいても、塩分はそれほど失われない。じつは、汗腺は汗に含まれる塩分を再吸収するので、汗をかいてもすぐに塩分不足になることはないのだ。塩分を補給すると、逆に体に負担がかかり、血圧が上がるといったトラブルに見舞われる恐れがある。通常、水分補給は水だけで十分だ。

ただし、殺人的な猛暑のなか、汗を長時間、大量にかく場合、汗腺からの塩分吸収だけでは賄いきれなくなる。こうした場合は、塩分補給も考えたほうがいいだろう。

CHECK

塩分は汗腺から再吸収されるので、水だけでＯＫ

STOP
糖尿病

朝食を抜いてカロリーを抑える

糖尿病になると、血糖値をコントロールするために、食事でカロリー制限が必要になる。しかし、毎回の食事でいちいちカロリー計算をするのは面倒。そこで、この方法がいちばん手っ取り早いと、朝食を抜く人がなかにはいるようだ。

最も簡単なカロリー制限のようだが、かえって糖尿病を悪化させる恐れがあるのでやってはいけない。朝食が血糖値の変動にどう関係しているのかを調べたイスラエルの研究で、朝食を抜くと、昼食後と夕食後に血糖値がより上昇することがわかった。1食をまるまる抜いて、カロリーが単純に3分の2に減っても、肝心の血糖管理という点では逆効果なのだ。糖尿病患者も健康な人も、朝食はしっかり取って、1日をスタートさせるほうがずっといい。

CHECK

朝食を抜くと、昼食後と夕食後の血糖値がより上昇!

STOP

点滴

かぜでだるいので、病院で点滴をしてもらう

かぜをひいて病院を受診し、「体がしんどいので、点滴をしてほしい」と訴える患者がいる。薬を飲んだり、注射を打ったりするのと違って、点滴は血管に直接注入するるので、素早く効くと思っているようだ。

点滴を受けたあとは楽になる、と感じる人は多い。だが、多くの場合、ただの気のせいだ。「これはよく効く薬です」と言われて、ただのキャンディをしゃぶり、何となく治ったような気がするのとあまり変わらない。

点滴はすごく効果が高く、即効性もある魔法のような治療法だと誤解している人が少なくない。しかし、かぜ程度の病気で行われる点滴は、1袋500㎖入りで100kcal程度しかない。炭酸飲料や果汁入り飲料などと比べても、ずっと少ないエネルギーしか補給できないのだ。

しかも、含まれている成分は、ナトリウムイオン、カルシウムイオン、カリウムイ

オン、塩化物イオン、乳酸イオンといった電解質。これはよくあるスポーツドリンクの成分とほとんど同じだ。かぜをひいたとき、スポーツドリンクをごくごく飲んでも、劇的に症状が改善するわけはないだろう。

かぜで点滴が必要なのは、のどが痛くて水を飲むことができず、脱水状態になっている場合。こうした状態のとき、すみやかな水分補給を目的として点滴は行われる。必要があるなら、医師から点滴をすすめられるので、任せておけばいい。

CHECK 中身はスポーツドリンクとほぼ同じで、意味なし！

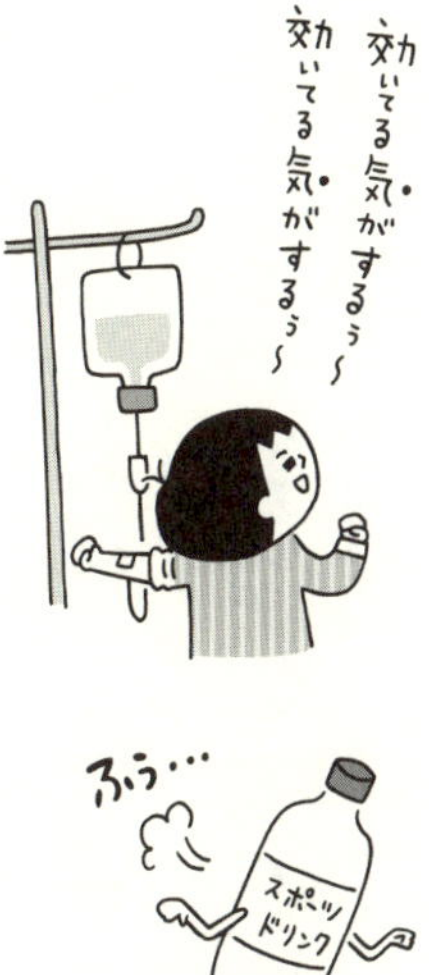

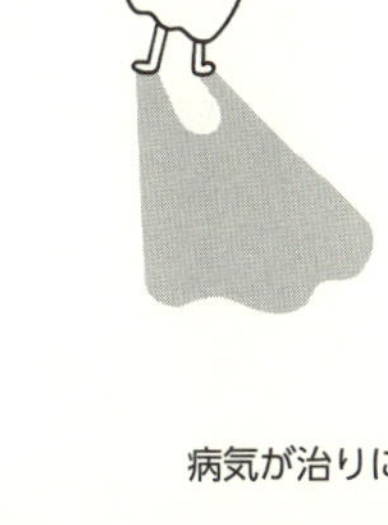

STOP 腰痛

腰が痛くなったので、温めて血行を良くする

突然、腰にピキッと違和感を覚え、だんだん痛みが激しくなってきた。「腰は温めると治る」と聞いていたので、風呂にゆっくり入って血行を良くして、温湿布もペタッ。これで大丈夫と思っていたら、翌朝、腰痛はぐっと悪化していた……。

このケースでは明らかに対処の仕方が間違っている。温めるほうがいいのは、血行不良からくる慢性の腰痛。ときどき腰が重くなったり、長い間、腰痛が重くなったり軽くなったりしている場合は、温めて血行を改善させるのが効果的だ。

これに対して、何らかの動作などが原因で、突然発生した急性の腰痛の場合、血行を良くすると悪化しやすい。冷湿布や氷を入れたビニール袋を当てるなど、冷やすようにしよう。どちらか判断がつかない場合は、整形外科を受診するのがいいだろう。

CHECK **急性の腰痛は冷やし、慢性は温めるのが正解**

だいぶ治ってきたからはがす

すり傷や切り傷をしたあと、血液が凝固して傷口をふさぐ。この「かさぶた」は妙に気になるものだ。傷を覆って数日たつと、もう治ったのではないか……と少しずつ確かめながら、じわじわはがしたくなってしまう。その気持ちはわかるが、やはりやめておこう。はがすときはドキドキして楽しくても、結果的に良いことは何もない。

はがれる状態になっていないのに、無理にはがそうとすると、傷口が再び出血し、その後、またかさぶたができる。これを何度か繰り返していると、治りにくいだけではなく、たいした傷ではなくても跡が残りやすくなってしまうのだ。

基本的には、かさぶたには何もしないのがいちばんだ。ややはがれて浮いてきたところだけ、先の細いハサミで切り落とすようにしよう。

CHECK

はがすと傷が残りやすくなるのでＮＧ！

STOP
薬の飲み忘れ

仕方がないので、1回抜く

薬をつい飲み忘れてしまうことはある。そんなとき、仕方がないので1回だけ抜こうか……と思うのはまだ早い。次に服用するまでの時間を計算しよう。

次の時間が近づいているのなら、1回分はあきらめるのが正解だ。そうではなく、1日3回服用の場合、4時間以上空けることができるのであれば、すぐに飲もう。1日2回服用の薬なら、もう少し長い5時間のインターバルがあれば飲む。1日1回のみ服用の場合は、次まで8時間以上の空き時間が必要だ。

注意したいのは、1回分を飲まないよりも、2回分をいっしょに服用するほうがずっとリスクが大きいことだ。強い副作用が出る恐れがあるので、決して2回分をまとめて飲んではいけない。

CHECK
次まで時間があればすぐに飲む。2回分まとめては厳禁！

STOP サプリメント

お気に入りのサプリを薬と併用する

近年、いかにも健康効果がありそうなサプリメントや、根拠を明らかにした「特定保健用食品（トクホ）」が市場にあふれている。生活習慣病予防などに効くかもと、いくつものアイテムを併用している人もいるだろう。

サプリやトクホを愛用するのはかまわないが、大いに問題なのは、医師にそのことを話さない人があまりにも多いことだ。薬ではないので、別に伝える必要はないと思うのだろうが、大きな間違いだ。市販されているサプリやトクホのなかには、薬と併用すると危険な副作用が出たり、薬効を低下させたりするものもある。

特に高齢者は日常的に、何らかの健康食品を摂取していることが少なくない。家族や知人にそういった人がいれば、医師に伝える必要があることを教えてあげよう。

CHECK

副作用があったり、薬の効果が低下したりするかも！

STOP
葛根湯

かぜをこじらせたら飲む

かぜ気味だけれど、まあいいかと放っておいたところ、こじらせて熱も出てきた。医者にかかるほどではないので、かぜに効く漢方薬として有名な葛根湯《かっこんとう》を飲んだ。にもかかわらず、全然効かなくて、さらにかぜは悪化した……。

こういった場合、悪いのは葛根湯ではなく、下手な使い方をした本人だ。漢方の考え方では、症状や体力の違いなどによって、服用する薬を変えなければいけない。症状などにぴたりと合えばよく効くし、合わなければまったく効かないのだ。

葛根湯は比較的体力のある人向けの漢方薬。かぜのひきはじめで、首筋から肩、背中にかけてこわばり、頭痛や筋肉痛がするときに威力を発揮する。まだ汗は出ず、ゾクゾクッと寒気のある段階だ。

しかし、かぜをこじらせて熱が出て、汗もかくようになってから、葛根湯を飲んでも効果はない。漢方では症状によってかぜのタイプは違うと考え、それぞれの段階で合わせる漢方薬も変わるのだ。

葛根湯はかぜの初期段階で使われる漢方薬。ややこじらせて、頭痛や筋肉痛に加えて悪寒《おかん》や発熱もある場合は、麻黄湯《まおうとう》という漢方薬が適している。また、体力のない人の場合、かぜのひきはじめでも、葛根湯ではなく桂枝湯《けいしとう》という漢方薬のほうがいい。症状や体力によって、使われる漢方薬はさまざま。合わない薬を飲むと副作用もあるので、素人考えで選ぶのではなく、漢方医や漢方にくわしい薬局で相談しよう。

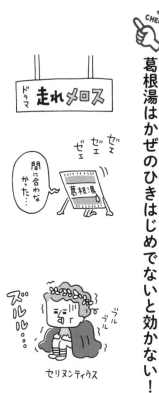

CHECK

葛根湯はかぜのひきはじめでないと効かない！

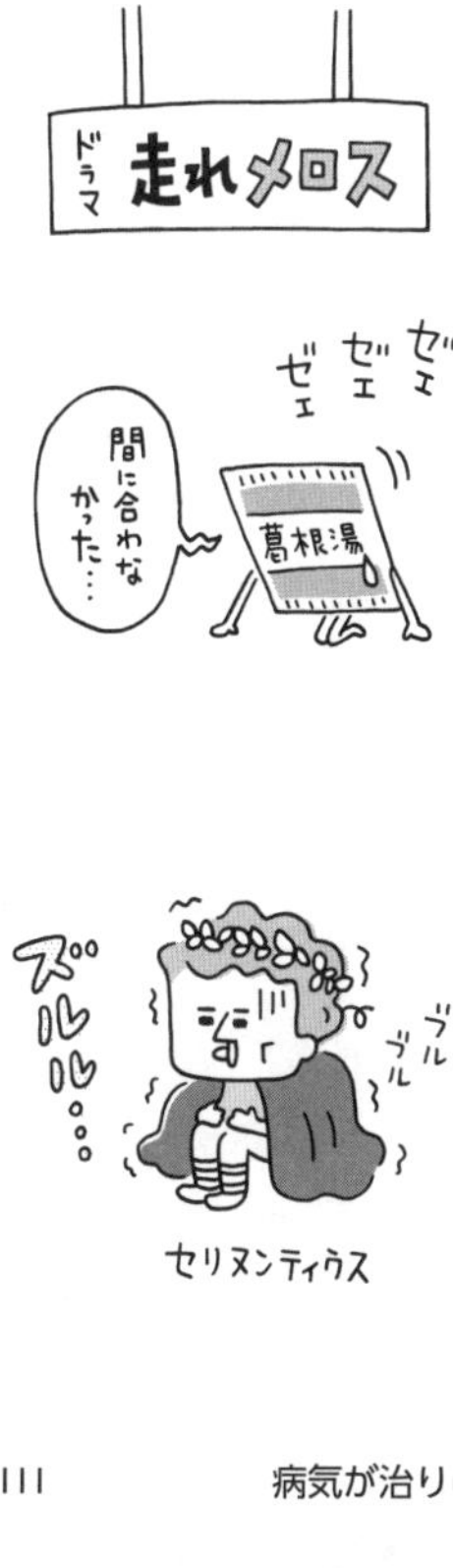

かぜ薬と葛根湯を併用する

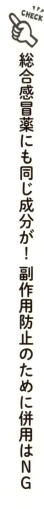

かぜをひいたとき、葛根湯だけでは効き目が足りないかもと、一般的な総合感冒薬もいっしょに飲むとどうなるか。漢方薬には強い成分が含まれていないから、ほかの薬と併用しても大丈夫なような気もするが……。

漢方薬は効き目が緩やかで安全性が高いというイメージがあるが、一概にそうとはいえない。一般的な薬とまったく同じ成分が含まれていることも多いのだ。

葛根湯の場合、「麻黄」や「甘草《かんぞう》」といった生薬が配合されているが、じつは麻黄は「エフェドリン」、甘草は「グリチルリチン」という名で、一般的な総合感冒薬にもよく含まれている。必要以上に摂取して、思わぬ副作用を起こすことも考えられるので、併用しないようにしよう。

CHECK **総合感冒薬にも同じ成分が！　副作用防止のために併用はNG**

“病気の前兆を見逃す”残念な健康習慣

かぜかと思ったら、肺炎 !?
肩がこったら、狭心症 !?
病気の前兆のなかには、
意外なものがあるので、
この機会に覚えておこう。

STOP かぜ

ぶり返したら、もう一度かぜ薬を飲む

せき、鼻水、のどの痛み、軽い発熱。素人判断でも100%かぜに違いない、という病気になった。これなら病院に行く必要はないと、市販のかぜ薬を飲んで対処。その後、だいぶ良くなってきたなと思っていたのに、症状がぶり返して熱がより高くなり、せきも激しくなった……。

いったんかぜが治りかかったのち、このようにぶり返して症状がひどくなった場合、もう市販のかぜ薬で治そうとしてはいけない。

かぜをひくと、のどや鼻の粘膜が炎症を起こし、免疫力が落ちてしまう。その弱った部分から細菌に感染して、一見かぜに似ているけれども、まったく違う病気を発症した可能性があるのだ。

特に、ガタガタ震えるほどの悪寒《おかん》を伴って熱が上がった場合は、早く病院を受診しなければいけない。日本人の死因第3位の病気である肺炎を発症した可能性がある。

高齢者の場合、肺炎になってもひどい悪寒を伴わないことがあるので、かぜが長引いて、ひどく寝汗をかくようになったときなどは早めの受診が必要だ。
かぜをぶり返したとき、片方のほっぺたが痛くて、鼻水がだらだら流れる病気になることもある。こうしたときは細菌性の副鼻腔炎を発症しているので、やはり早めに受診しよう。かぜ自体は重症化する病気ではないものの、ぶり返したときには十分な注意が必要だ。

CHECK

もうかぜ薬は無意味。肺炎など細菌性の病気の恐れが！

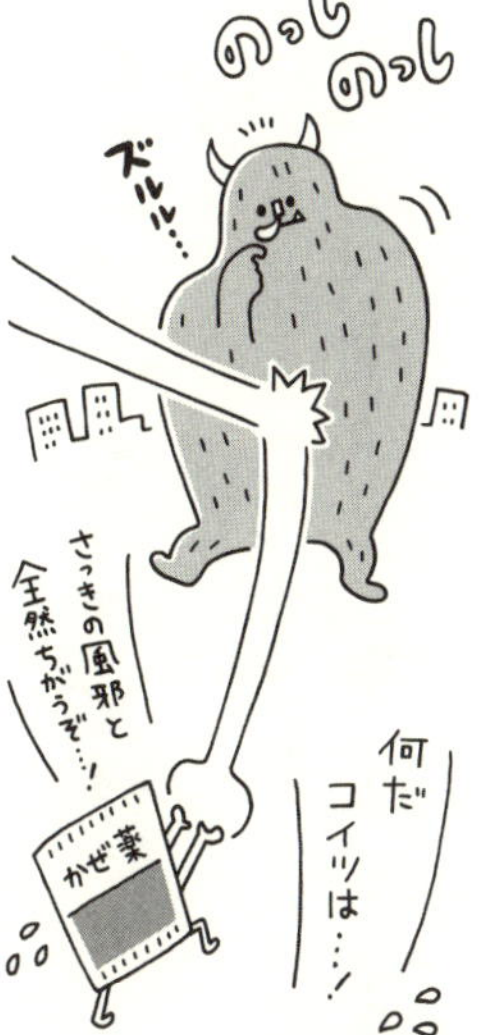
のっしのっし
ズルル…
さっきの風邪と全然ちがうぞ…！
何だコイツは…！
かぜ薬

肩がひどくこるので、よくもんで治す

妙に肩が痛くなって、ああ、ついに五十肩がやって来たか……とがっかりする。自分で肩をもんだり、家族にもんでもらったりと、こった部分をほぐそうとしても、効いたような感じがしない。

こういったとき、やっぱり五十肩だと単純に決めつけないほうがいい。通常の肩こりではない可能性もあるからだ。

本来は何でもないような肩こり。この程度で病院に行く人もあまりいないだろうが、じつは命にかかわる病気が潜んでいる場合がある。狭心症や心筋梗塞を発症しても、肩がこったり痛かったりすることがあるのだ。

狭心症や心筋梗塞には胸が激しく痛むというイメージがある。しかし、心臓の病気だから胸だけが痛い、といった単純なものではない。「関連痛」といって、心臓から離れたところに症状が出る場合も少なくないのだ。

心臓の冠動脈が詰まり、血液の流れが悪くなると、通常は胸の痛みを感じる。これは、心臓から神経や脊髄《せきずい》を経由して、脳まで電気信号が伝わるからだ。

ただし、脊髄からは心臓だけではなく、体のさまざまな部位まで神経が伸びている。この体のメカニズムから、脊髄に伝わった痛みの電気信号が、ほかの部位につながる神経に誤って伝わることがあり、その結果、心臓とはまったく関係のないところに痛みを感じてしまうのだ。

関連痛は心臓からさまざまな場所に発生する。主に体の上半身に起こり、肩に痛みやこりを感じる場合は、左肩に症状が出ることが多い。

肩がこったり痛んだりするだけではなく、胸が締めつけられる感じがするなら要注意。歩くときなどに息切れがする場合も、ただの肩こりではない可能性がある。肩こりを急に感じて、いきなり消えるときも、狭心症や心筋梗塞を疑って、早く病院を受診するようにしよう。

狭心症や心筋梗塞の「関連痛」かも!?

STOP
のどの痛み

かぜだから、市販のかぜ薬を飲んでおしまい

最も身近な病気がかぜ。それらしき症状が現れても、たかがかぜだと甘く見る人は多いだろう。しかし、似たような症状でも、じつはそうではないケースもある。

なかでも注意が必要なのは、鼻水やせきはなく、のどの痛みだけを感じるとき。こうした場合、つばを飲み込んでみよう。かぜなら、扁桃腺が腫れているのが原因なので、つばや食べものを飲みこむときに痛みを感じるはずだ。つばを飲み込んでも痛くない場合は、かぜ薬を飲んでおしまいにしてはいけない。

じつは、心筋梗塞や狭心症のときにこうした痛みを感じることがある。もしもを考えて、すぐに受診しよう。のどのほかにも、心臓が原因で肩や首、歯などが痛む場合があるので覚えておこう。

CHECK

つばを飲み込んでも痛くないなら、心筋梗塞かも!?

STOP かゆみ

長引くけれど、かゆみ程度では病院に行かない

かゆみ程度の症状では病院に行く気はしない、という人は知らないのだろう。しつこいかゆみの裏に、怖い病気が隠されているかもしれないことを……。

じつは、がんになったとき、表に現れる症状のひとつとして、かゆみを感じることが少なくない。がんになると、ストレスや痛みをやわらげるため、「β-エンドルフィン」という快楽物質が脳で作られる。これが神経に作用して、かゆみを感じるのだ。

かゆみが1か月以上続く、全身がかゆい、湿疹などがないのにかゆい。こういった場合は、早めに医師の診察を受けたほうがいい。

かゆみに隠されている重大な病気には、ほかに肝臓病や糖尿病などがある。たかがかゆいだけだと、簡単に考えないようにしよう。

CHECK

がんや肝臓病が原因でかゆい場合もある！

STOP
残尿感

おしっこの出が悪いけど、年だから仕方ないと思う

最近、おしっこが出づらくなったけど、年のせいだから仕方がない。病院に行くほどでもないだろう。こう思う初老の人は多そうだが、尿の出方が以前とだいぶ違うようになってきたら、軽く考えないほうがいい。

尿の出が悪い、残尿感がある、夜中にトイレによく起きる。これらは前立腺肥大症の主な症状だ。50歳以上の男性の約半分がなっているという、非常にポピュラーな病気なので、深く考えず、なかなか病院を受診しないのも無理はないかもしれない。

しかし、前立腺肥大症のこうした症状は、前立腺がんでもよく見られるのだ。放っておくと、がんをどんどん進行させてしまう。前立腺がんは血液検査で簡単に早期発見できる。尿の異常を感じたら、なるべく早めに病院で検査を受けよう。

CHECK

前立腺肥大症と前立腺がんの初期症状はほぼ同じ！

“病気予防で誤解している残念な健康習慣”

病気にならないためには、
日ごろの予防がいちばん大事。
誤ったことをしていると、
ただ効果がないばかりではなく、
逆に体を壊してしまうかも！

STOP

シジミ

酒を飲んだ翌朝はシジミのみそ汁を

肝臓の働きをサポートするオルニチンが豊富なシジミ。酒を飲んだ翌朝、シジミのみそ汁で肝臓をいたわるのは、とてもいい習慣のように思える。ところが、場合によっては逆効果で、体にダメージを与えることになるので注意が必要だ。

「活きた肝臓薬」とさえいわれるシジミは、肝臓が健康な人には非常に有効な食べもの。だが、すでに脂肪肝や肝機能障害が発症している人にはＮＧなのだ。

脂肪肝などを起こすと、肝臓に鉄分がたまりやすくなる。こうした状態で鉄分を多く摂取すると、肝臓で分解される際に活性酸素が生まれ、肝細胞を傷つけてしまう。

シジミは鉄分豊富で、重量当たりで比較すると、じつは牛レバーやウナギの肝よりも含まれている。シジミが肝臓に効くというのは、肝臓が健康な人限定なのだ。

CHECK

肝機能障害があれば、豊富な鉄分が逆に悪さを働く！

STOP
うがい

かぜ予防に浄水器の水でうがいする

手洗いやマスク着用と並んで、かぜやインフルエンザの予防に効果があるのがうがい。しかし、家の水道蛇口に浄水器を取りつけている場合、その予防効果が薄まる可能性があることを知っているだろうか。

浄水器を通すと、塩素やトリハロメタンが取り除かれる。水の安全性は高まり、匂いがなくなっておいしくなるが、その一方で殺菌効果も失われてしまう。

塩素入りの通常の水道水は、金魚の水槽の水には使えないほどの毒性がある。かぜ予防にうがいが有効なのは、この塩素の働きもあるからなのだ。塩素のない水でうがいをしても、通常の水道水で行うほどのかぜ予防効果は得られないだろう。浄水器を利用している場合、石けんを使った手洗いをより丁寧に行うようにしよう。

CHECK

塩素除去で殺菌効果がなくなり、効果が落ちるかも

STOP
かぜ

かぜはビタミンCで予防する

かぜにはビタミンCが効く、とよくいわれている。そこで、鼻水やせきが出たとき、指が黄色くなるほどミカンを食べたり、ビタミンCの錠剤を飲んだりする人もいるだろう。だが、残念ながら、望むような結果は得られそうもない。

ビタミンCとかぜの関係は、1970年に発刊された『ビタミンCとかぜ、インフルエンザ』という本からはじまった。著書はノーベル賞を2回受賞し、「分子生物学の父」ともいわれる大化学者のライナス・ポーリング博士。この本で、ビタミンCの大量摂取がかぜに効くと主張したことが注目され、そんな偉い学者が言うことなら間違いないだろうと、一般の人たちにも広まっていった。

しかし、その後のさまざまな研究によると、かぜをひいてからビタミンCを摂取しても、症状を軽くしたり、早く治したりする効果はない。ビタミンCを治療薬として使ってもムダというわけだ。

とはいえ、かぜを予防する効果はあるのではないか。こう思う人もいるだろうが、普段からビタミンCを摂取していても予防効果は認められない、というさびしい研究結果になっている。

ただし、常時摂取した場合、かぜをひいている期間が大人では8%、子どもでは14%短縮したという研究もある。けれども、大量摂取し続けた結果なので、実際の生活では活かしにくいだろう。予防についても、あまり期待しないほうが良さそうだ。

CHECK

予防効果は期待できず、治療にも役立たない

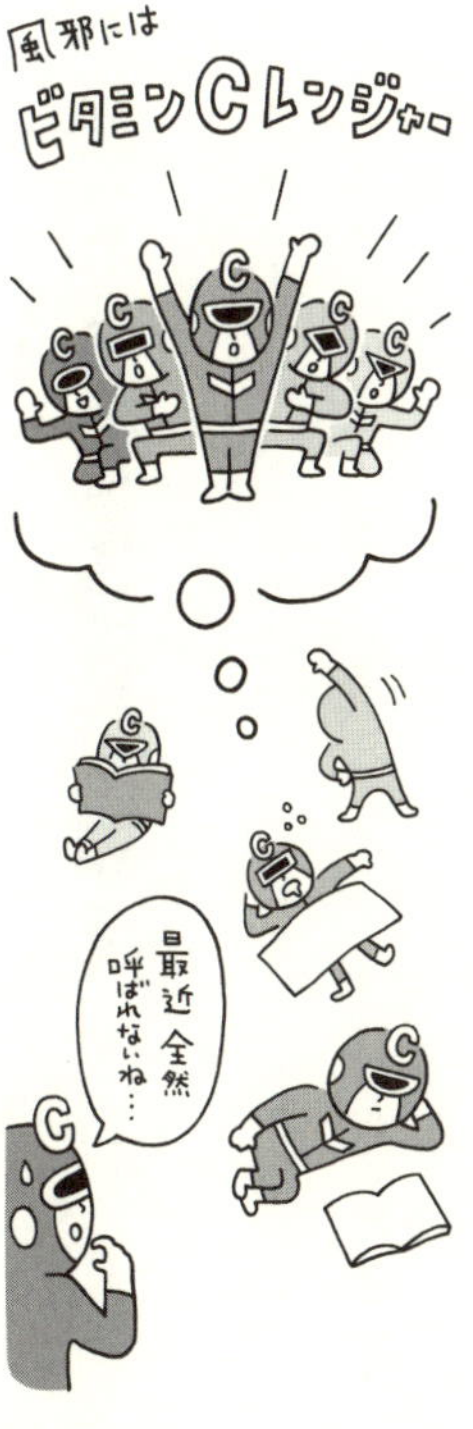

風邪には
ビタミンCレンジャー
最近 全然 呼ばれないね…

STOP

酢

血圧を下げるために、飲む健康法を試す

酢には血圧を下げる働きや疲労回復、腸内環境の改善など、数多くの健康効果があることがわかっている。さまざまな料理に使うのはもちろん、そのまま飲む健康法も人気が高い。

毎日、酢を飲んでいると、そのうち何らかの効果が現れそうだ。だが、それよりも早く、胸やけや胃の不調などに悩まされるかもしれない。

酢は強い酸性なので、そのまま飲むと消化器官の負担は大。食道を荒らしたり、逆流性食道炎になったりする恐れがあるのだ。調味料として、料理やドレッシングに少量使う分にはかまわない。しかし、健康法として飲む場合は、水で数倍に薄めたものを使うようにしたほうが無難だ。

CHECK

食道が荒れる可能性あり！ 薄めて飲もう

STOP
炭酸水

骨がもろくなるから飲まない

炭酸飲料は骨を溶かしてしまう……誰もが聞いたことのある恐ろしいウワサだ。とはいえ、単なる都市伝説に過ぎないだろうと、気にしないで飲んでいる人は多い。

じつは、ある種の炭酸飲料が骨に悪影響を与えるというのはウソではない。高齢の女性が無果汁で加糖されている炭酸飲料を飲み続けた場合、骨密度が少し減ったという米国の研究があるのだ。飲料に含まれているリンが体内のカルシウムに作用し、リン酸カルシウムになって抜け出たと考えられている。気にしないでもかまわないレベルではあるが、こうした飲料を飲むかどうかは個人の考え方次第だ。

ただし、無糖の炭酸水なら、いくら飲んでも骨が溶けることはない。水代わりにしてもかまわないが、体内で発泡するので、胃が弱っているときはやめておこう。

CHECK
無糖の炭酸水なら、骨に悪影響は与えない

STOP

酸性の食品

体に良くないから、アルカリ性の食品を選ぶ

ひと昔前、酸性の食品は体に悪い、とよくいわれていた。体が酸性に傾いて免疫力が低下し、病気になりやすくなるという理屈だ。いまもこの〝健康法〟を信じて、実践している人がいるかもしれないが、栄養バランスが崩れる恐れがあるのでＮＧだ。

酸性の食品をいくら食べても、体が酸性に傾くことはない。食べものを消化吸収したあと、酸性の物質は呼吸や尿などによって排出されて、体は常にpH７・４前後の弱アルカリ性に保たれるからだ。

酸性食品は肉や魚、卵、穀類、砂糖などで、アルカリ性食品は野菜や果物、大豆、海藻、キノコに代表される。こうしたラインナップを見て、酸性食品を食べ過ぎると体に悪そう……となったのかもしれない。意味はないので、気にするのはやめよう。

CHECK

体は常に弱アルカリ性を保つので、意味なし！

“運動の効果が上がらない残念な健康習慣”

手軽なウォーキングから、
気合を入れて行う筋トレまで。
いつものやり方を見直すと、
陥りがちな失敗や無駄、間違いが
いっぱい見つかりそうだ。

運動したら、すぐに汗を流したい

筋トレやランニング、スポーツなどのあとは、すぐに熱いシャワーを浴びたり、風呂に入ったり、さっぱり汗を流してリラックスしたいと思うだろう。しかし、運動直後の入浴は逆効果。わざわざ疲れを取れにくくするようなものだ。

運動をすると、負荷がかかっている筋肉に血液が集まって、たまった疲労物質を早く排出しようと働く。ところが、運動直後に入浴すると、体の表面の血液が多くなって、さらに全身の血の巡りも良くなる。この結果、最も必要な筋肉部分の血液が減って、疲労回復が遅れてしまうのだ。

運動後、湯にゆっくり浸かるのは時間をおいてから。すぐに汗を流したいなら、ぬるめのシャワーを浴びるようにしよう。

湯に浸かると疲労回復が遅れる！　とりあえずシャワーを

STOP
スクワット

毎日、スクワットを100回励む

中高年の体力・健康づくりで、最も有効とされるのがスクワット。大きな筋肉がある足と尻が鍛えられ、基礎代謝の維持や向上が期待できる。なかには毎日、100回ほども繰り返している人がいるようだ。ものすごく健康に良いような気がするかもしれないが、無駄な動きをしているに違いない。

正しい動きのスクワットを100回、連続して行うのは大変だ。スポーツ選手や相当なマッチョでない場合、100回も続けられるのなら、ひざの屈伸が浅過ぎるのだろう。あるいは反動をつけて、必要以上にスピーディーに行っているのかもしれない。いずれにしても、スクワットの狙いである筋肉の収縮は足りないはずだ。何10回も平気で続けられる人は、やり方が正しいかどうか、改めて確認してみよう。

CHECK
そこまで続けられるなら、筋肉の収縮が十分ではない

STOP ウォーキング

シニアの運動はウォーキングに限る

長年、運動の習慣のなかった人がシニアになり、ようやく体を動かしてみようと思ったときにどうするだろう。多くの場合、最も手軽な運動であるウォーキングをはじめるのではないか。

よくいわれるように、ウォーキングは高齢になっても行える運動だ。体に負担をかけずに、無理なくできるので、まったく運動をしてこなかった人が手はじめに行うには最適といっていいだろう。

しかし、ウォーキングはあくまでも軽い運動で、筋肉にはあまり大きな負荷がかからない。それもそのはず、ウォーキングは長年やってきた「歩く」という、ごく普通の動作を行っているのに過ぎないからだ。

歩くと全身の血液の流れが良くなって、体に好影響を与えるのは確かだ。けれども、健康増進をより図るには運動の強度が低過ぎる。毎日の習慣にしても、楽に行えるのであれば、残念ながら筋肉は増えない。

そこで、ウォーキングをする場合、ただ歩くだけではなく、息が少し切れるくらいの「早歩き」をぜひ取り入れるようにしよう。早歩きと普通歩きを交互に行うのも、良いトレーニングになる。

体が慣れて、足腰がより強くなってきたら、ときどきスロージョギングを交えると、さらに健康効果は高まる。ただ、シニアの場合、決して無理はしないように。

CHECK 運動強度が弱く、ただ歩くだけでは筋肉は増えない

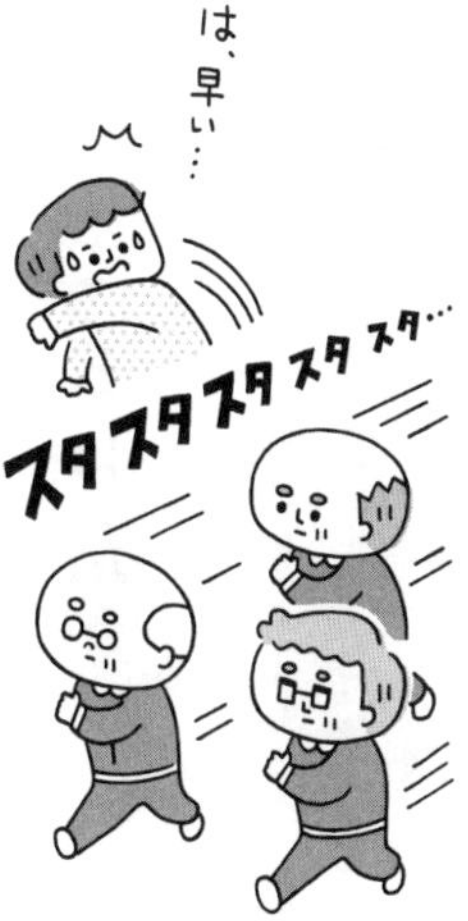

STOP

腕立て伏せ

自分では背すじを伸ばしているつもりだが…

誰にでもできる手軽な筋トレのひとつが腕立て伏せ。胸や腕の筋肉を鍛えるにはもってこいの運動だが、間違ったやり方で行っている人が相当多いようだ。

正しい姿勢をキープしていなくても、自分ではなかなかわからない。今度、家族や友人の前で腕立て伏せを行って、チェックしてもらおう。ポイントは腹から腰の位置で、腕を曲げたとき、このあたりがだらんと垂れ下がる人が大半なのだ。

腕立て伏せは、頭から足首までぴんと伸ばした姿勢を保つのが正解。胸と腕に加えて、姿勢を良くするのに重要な体幹の強化もできるからだ。これに対して、腹と腰を落としながら行うと、体幹にまったく効かないだけではなく、背骨の後ろ側にある神経の負担が大きくなる。頭から足先まで、1本の棒になったつもりで行おう。

CHECK

腹や腰が落ちていると、体幹強化には効果なし

STOP
腕立て伏せ

手首を内側に向けて行う

シンプルな筋トレながら、じつは意外にやり方を誤解されている腕立て伏せ。背すじの伸ばし具合については他人のチェックが必要だが、ここでは自分でも簡単に発見できるNG事項を紹介する。

実際に腕立て伏せをはじめる姿勢を取ってみよう。そして、手首がどうなっているのかをチェックする。手首が前をまっすぐ向いているか、軽く外側に開いていれば問題ない。そうではなく、手首が内側に向いていればNGだ。

大半の人は、手首をやや内側に向けて床につけ、腕立て伏せを行っているようだ。しかし、この姿勢で体重をかけると、手首に対する負担が大きくなり、痛めてしまう恐れがある。体力作りで体を壊すなど、愚の骨頂。正しい方法で行うようにしよう。

CHECK

手首に負担をかけないように、前に向けて行う

STOP
腹筋

足の裏をつけて仰向けになり、上体を起こす

仰向けになって、上半身を起こすのが、腹筋を鍛えるエクササイズの基本。上半身をしっかり起こすと、腰に負担がかかってしまうので、角度でいえば20度ほど上げては下ろし、上げては下ろしを繰り返すのがコツだ。

トレーニングを続けていると、徐々に楽になっていく。効果が上がってきたぞと、喜びながら回数を多く重ねる人もいるだろう。しかし、ある程度、楽にこなせるようになったら、さらに強い負荷をかけないと、筋肉を効率良く鍛えることはできない。

スタンダードな腹筋運動がそれほどしんどくなくなったら、もう一段階、上のエクササイズに移るようにしよう。ポイントは足の裏の位置。通常、ひざを曲げて、足の裏は床にぺたんとつけた状態だろうが、これをやめて宙に浮かせて行うのだ。

やってみるとわかるが、足の裏を上げるだけで、上半身を起こすのがぐっとしんどくなる。明らかに負荷が大きくなっていることを実感できるはずだ。

じつは足の裏を床につけて行うと、上半身は腹筋の力だけで起きるのではない。太ももの前や内側はもちろん、足の裏の筋肉までも動員される。試しに足の裏をつけて腹筋運動を行いながら、太ももを触ってみよう。上半身を起こそうとするたびに、筋肉が固くなり、力が入っていることがわかる。

一方、足の裏を宙に浮かせて行うと、上半身を起こすときに使うのは腹筋だけ。このため、ピンポイントで腹筋を鍛えることができるのだ。

CHECK

それでは太ももの筋肉も使う。足の裏を上げて行おう

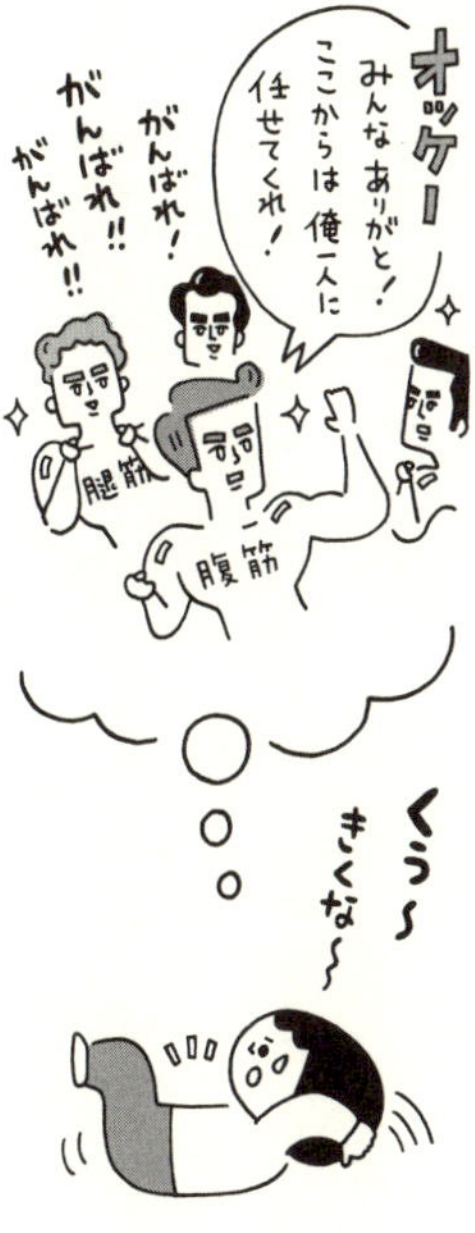
オッケー
みんなありがと！ここからは俺一人に任せてくれ！
がんばれ！
がんばれ!!
がんばれ!!
腿筋
腹筋
くぅ〜
きくな〜

STOP 筋トレ

脚が太くなるから、スクワットはしたくない

体の衰えは足腰から先にくる。そこで、中年になってから筋トレをする場合、真っ先にやるべきなのはスクワットだ。しかし、女性の場合、スクワットをすると脚が太くなるからイヤ……という人が多いようだ。

スクワットをちゃんと行うと、翌日は筋肉痛になることもあるだろう。こんなことを続けると、脚の筋肉が発達しそうな気がするかもしれない。だが、心配は無用だ。筋肉を発達させるには、男性ホルモンの力が必要。女性はその分泌が少ないので、筋トレに少々励んだからといって、ムキムキの肉体には決してならないのだ。

スピードスケートの女性選手はすごい太ももをしているが、あれは非常に過酷なトレーニングのたまもの。まったく別の世界の話だと考えていい。

CHECK

女性は男性ホルモンが少ないので、ムキムキにはならない！

“栄養を失ってしまう”残念な健康習慣

毎日、きちんとした食生活を
送っているつもり。
こう自信満々で胸を張る人も、
ちょっとしたことで、
栄養を失っている可能性が大！

STOP
吸いもの

みそ汁よりも好きなので、朝食はいつも吸いもの

「一汁三菜」が和食の基本。その「汁」の部分で、みそ汁よりも好きだからと、吸いものばかりを食べている人はいないだろうか。もちろん、吸いものも悪くはないが、もっとみそ汁を食卓に上げるようにしたほうがいい。

ごはんの栄養で重要なのは炭水化物だが、たんぱく質も100g当たり2・5g含まれている。しかし、ごはんに含まれるたんぱく質は、肉や魚、大豆と比べると、残念ながら利用率がだいぶ低い。たんぱく質には体内で作り出せない必須アミノ酸が9種類あり、これらがすべて一定量以上そろっていないと吸収されにくいからだ。

ごはんは必須アミノ酸のバランスが悪く、リジンという必須アミノ酸が不足している。これが少ないばかりに、ごはんのたんぱく質の利用率は良くない。効率良く吸収されるためには、ほかの食品からリジンを補給する必要がある。

リジンを補う簡単な方法が、ごはんにみそ汁を添えることだ。大豆にはリジンが豊

富に含まれており、当然、代表的な大豆製品であるみそにも多い。ごはん＋みそ汁という、昔からあるごく当たり前の組み合わせにするだけで、ごはんのたんぱく質はぐっと効率良く吸収されるのだ。
ごはんに含まれるたんぱく質は、肉や魚などと比べると少ないが、1日3食摂ると、積み重なってそれなりの量になる。ぜひ、みそ汁といっしょに食べて、上手に利用できるようにしよう。

ごはん＋みそ汁で、たんぱく質の利用率がアップ！

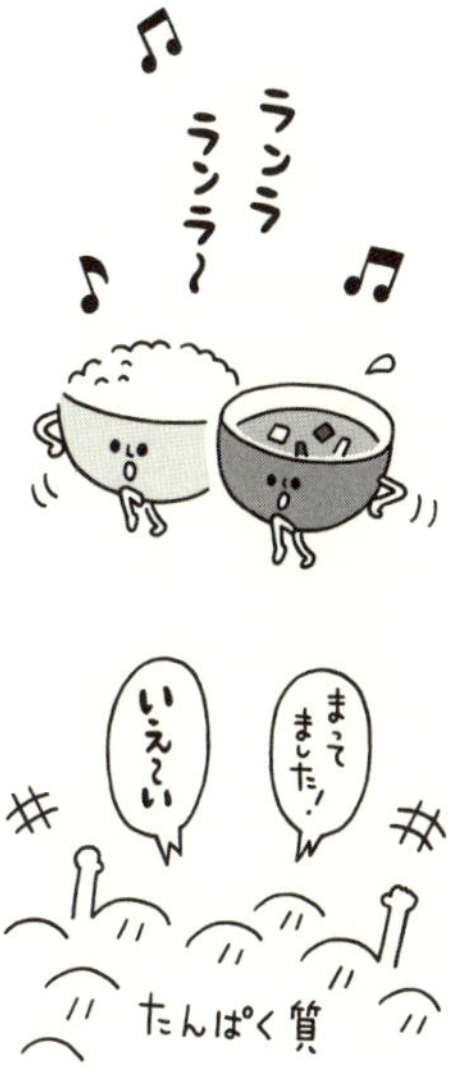

納豆卵ごはんにして食べる

朝食の人気定番メニューのひとつが納豆ごはん。生卵を加えるとさらにうまい！という人もいるだろう。この食べ方が大好きな人に、ちょっと残念な情報を伝えなければならない。

納豆には美肌を保ったり、アトピー性皮膚炎を軽くしたりするのに役立つビオチンという成分が含まれている。このビオチンは、卵白に含まれるたんぱく質の一種、アビジンと結合すると、体内で吸収されなくなってしまうのだ。

ビオチンはほかのさまざまな食品にも含まれているので、バランスの良い食事を取っていれば、不足することはない。とはいえ、ビオチンを簡単においしく摂り入れられる機会を逃さないほうがいいだろう。

CHECK

卵白のたんぱく質が、納豆の美肌成分の吸収を阻害！

STOP
ゆで卵

ホウレンソウといっしょに食べる

アクが少なくて生食できるサラダホウレンソウに、トマトやゆで卵を加えると、サラダの彩りが良くなって食欲を刺激する。しかし、ホウレンソウと固ゆで卵をいっしょに食べることには少々問題があるから、やめておいたほうがいい。

卵白のなかには硫黄を含んでいるアミノ酸があり、加熱することによって、硫化水素が生成される。この硫化水素がホウレンソウに含まれている鉄分と結びつき、吸収を妨げてしまうのだ。

硫化水素は長く加熱すると出やすいので、鉄分の多い食材との食べ合わせがＮＧなのは固ゆで卵のみ。生卵や卵焼き、目玉焼き、ゆで時間の短い半熟のゆで卵などには、硫化水素はあまり含まれていないからＯＫだ。

CHECK

硫黄の成分が鉄分と結びついて吸収されにくくなる！

STOP
ゆで卵

沸騰した湯でゆでて作る

ゆで卵を作るとき、最も注意すべき点は何だろうか？　水からゆでるか、それとも熱湯になってから入れるか……といったようなことではない。こだわるべきなのは、ゆでる湯は絶対に沸騰させないことだ。

多くの人は、ゆで卵は沸騰した湯でゆでて作っているだろう。しかし、脳を活性化するコリン、殺菌効果のあるリゾチームといった有効成分は、卵が熱湯にさらされると激減してしまうのだ。

卵白は60℃、卵黄は65℃程度から固まりはじめる性質がある。温泉卵にしたいなら70℃の湯でゆでるのがベスト。もっと固めたい場合は75℃から80℃をキープしよう。鍋底全体から小さな泡が出て、すぐはじけるようになる湯加減が目安だ。

CHECK

卵ならではの有効成分が激減してしまう！

STOP
ジャガイモ

もちろん、皮はむいて調理する

ジャガイモは料理のバリエーションが豊富。ポテトサラダやこふきいも、マッシュポテトほか、さまざまなメニューに利用できるが、多くの場合、皮をむいて調理しているのではないか。だが、もったいないやり方なので考えものだ。

ジャガイモの皮には、じつは多彩な栄養がたっぷり含まれている。代表的なのは食物繊維で、内部のイモの部分よりも多い。皮をむくと、腸内環境を整える効果をむざむざ捨てていることになるわけだ。ほかにも、皮と皮に近い部分には、鉄分やカルシウム、ポリフェノールの一種であるクロロゲン酸などが豊富に含まれている。

できるだけ皮をむかないで食べたいものだが、注意点がひとつ。青く変色した皮には、天然の毒素が含まれている。この場合は、皮をしっかりむかないといけない。

CHECK
皮は食物繊維や鉄分、ポリフェノールなどの宝庫！

STOP
グルテンフリー

ヘルシーな食品だから、好んで食べる

欧米で流行しているグルテンフリーのダイエット。ハリウッド女優や有名スポーツ選手といったセレブが実践していたことから、ちょっとカッコ良さそうだと、真似をしている人も少なくないかもしれない。

しかし、特に意味もなく、グルテンフリーを食生活に取り入れるのはやめておいたほうがいい。デメリットが大き過ぎる。

グルテンとは、小麦やライ麦、大麦などに含まれているたんぱく質のことだ。このグルテンが含まれていないものをグルテンフリーの食品という。小麦粉を使わない代わりに、イモから取ったでん粉などで作られていることが多い。

何となく、健康食のようなイメージのあるグルテンフリー。けれども、そもそもグルテンフリーの食品は、グルテンを摂取すると炎症などが起こる免疫疾患、セリアック病の患者向けとして生まれたものだ。欧米ではよく見られる病気だが、日本ではまれにしか発症しない。グルテンフリーの食品はほかに、小麦粉を使った食品に引き起こされる小麦アレルギーの人にも有効だ。

一方、セリアック病ではなく、これまでにうどんやラーメンを食べてアレルギー反応が起きたこともない人の場合、グルテンフリーを取り入れる理由はない。健康な人がグルテンフリーの食生活に切り替えても、特にダイエットなどの効果があるわけではないのだ。仮にグルテンフリーによってダイエットに成功したという場合、以前よりも炭水化物を摂らなくなったため、という可能性が高い。

必要もないのにグルテンフリーを取り入れると、逆に体調を崩す恐れがある。というのも、グルテンフリーの食品の多くは、小麦粉を使ったものと比べて、たんぱく質が7割程度も少なく、食物繊維やビタミン類も不足している傾向にあるからだ。

ヘルシーなイメージだけで、グルテンフリーの食品を選ぶのはおすすめしない。食べ過ぎに注意しつつ、ごく普通の小麦粉を使ったパンや麺類を食べるほうがいい。

CHECK

たんぱく質や食物繊維が少ないので、切り替える必要なし

STOP カット野菜

手軽で便利だから、ビタミン摂取によく食べる

スーパーやコンビニで、手軽に購入できるカット野菜。野菜をいちいち切る手間が必要なく、とても便利なアイテムなので、よく買っている人は多いだろう。

カット野菜は薬品で洗浄されているので危険……という説があるが、これは信じないほうがいい。毒性のある薬品などは使用せず、機械でカットして、清潔な水で洗浄し、パック詰めされている。カット野菜の安全性は低いわけではない。

ただし、製造過程で水溶性の栄養素が流出し、ビタミンB_1、B_2、Cなどは3分の1程度を失う可能性がある。野菜の栄養をまるごと摂取したいなら、自分で生野菜を買って調理するのがいちばんだ。ただし、保存しているうちに栄養は減っていく。早く食べないと、カット野菜よりも栄養価が低くなるかもしれないので要注意だ。

CHECK

洗浄されているので、水溶性のビタミンが少ない

“入浴で疲れが取れない残念な健康習慣”

１日の疲れを癒し、

清潔さを保つための入浴なのに、

何だかリラックスできず、

体も妙にカサカサに…。

さて、いったいどこがいけないのか？

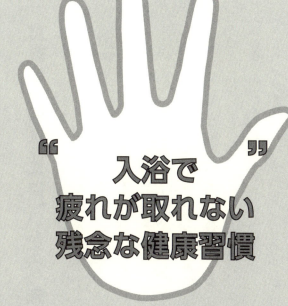

STOP
風呂と食事

食後の入浴は体に悪いから、先に風呂に入る

先にお風呂にしますか、それともお食事ですか？　古いテレビドラマでは、帰宅した夫に向かって、妻がこう問いかけるシーンがしばしばあった。

風呂が先か、食事が先か。どちらのほうが体に優しいのかといえば、風呂が先だと考える人が多いのではないか。

食事を取ると、食べたものを消化するため、胃腸に血液が集まってくる。こうした状態のときに風呂に入ると、体が温まって全身の血流が良くなり、胃腸に十分な血液がとどまりにくい。このため、消化吸収が悪くなって、胃もたれなどを起こす可能性があるのだ。42℃以上の熱い湯を好む人の場合、交感神経が刺激されるので、なおさら胃腸の働きが抑えられてしまう。

こうした体のメカニズムから、食事のすぐあとに風呂に入るのはＮＧ。夕食後、１時間程度は空けて、胃腸の働きが落ち着いてから入浴するのが正解だ。

では、風呂は食事の前に入るのがいいのかといえば、必ずしもそうではない。風呂に入った直後は、全身の血流が良くなっている。こうしたときに食事を取ると、胃腸に血液がなかなか集まらないので消化に悪い。胃腸の働きに関する影響は、「入浴直後の食事」も「食事直後の入浴」もそう変わりはないのだ。

消化吸収を良くするためには、風呂から上がったら30分程度は休憩。血液の流れが落ち着いてから、食事を取るようにしよう。

CHECK

入浴直後の食事も消化に悪い。30分ほど休憩を

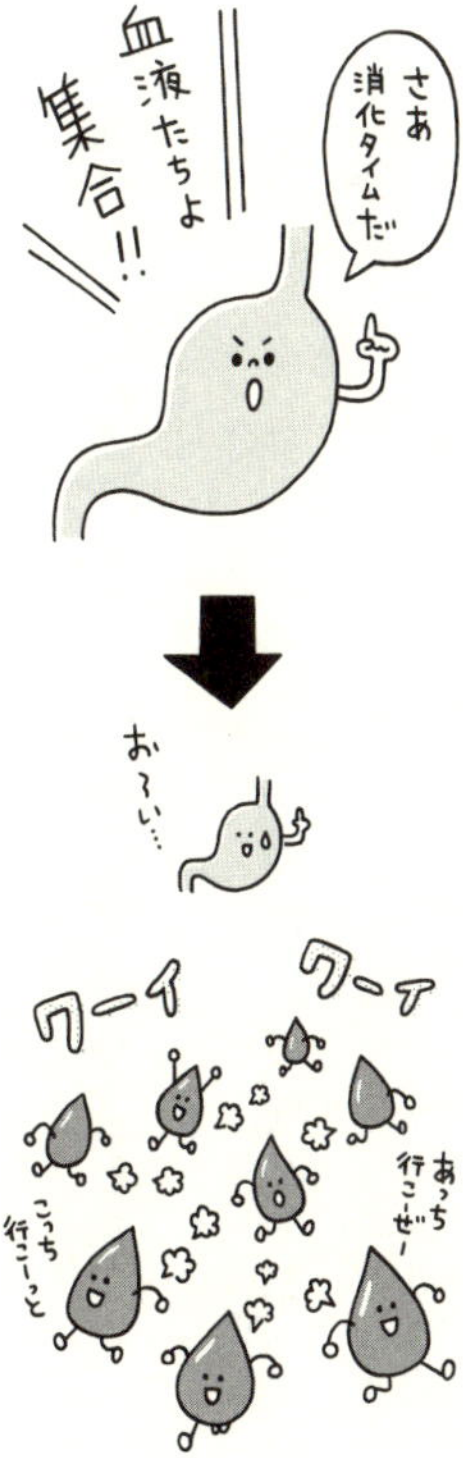

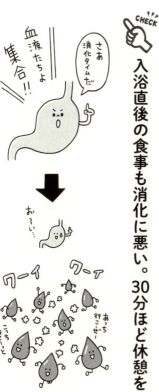

STOP 汗

風呂に入って、たっぷり汗をかいてダイエット

熱めの風呂やサウナに入ると、汗をだらだらかく。このため、ダイエットにも良さそうだと思う人がいるかもしれないが、そんなことはない。

運動をしたときも汗をかくが、風呂に入ったときの汗とはメカニズムが違う。体を激しく動かすと、エネルギー源として脂肪が燃焼される。この働きによって体温が上昇し、これを下げようと汗を大量にかくわけだ。

一方、風呂やサウナに入っても、脂肪が燃焼されることはない。湯や熱気に当たって、ただ体が熱くなっただけなのだ。風呂上がりに体重が１００g程度減ることがあるかもしれないが、「あっ、やせた！」などと喜んではいけない。汗で水分が失われただけなので、同じくらいの水をすぐに補給する必要がある。

CHECK **暑いから汗をかくだけで、脂肪が燃やされるわけではない**

STOP
サウナ

サウナのあとのビールが何よりも楽しみ

サウナに入ると、汗をだらだらかくので、のどがカラカラになる。でも、だからこそ、サウナのあとのビールが最高……こう思って実行している人は非常に多そうだ。

けれども、水分補給にはまったくならないので、これからはやめるようにしよう。

高温のサウナに10分入ると、汗で５００㎖ほども水分を失ってしまう。サウナから出たら、ビールをごくごく飲みたくなるのは当然かもしれない。だが、問題なのは利尿作用。ビールを飲むと、飲んだ量よりも多くの尿が排出されてしまうのだ。

とても残念なことではあるが、サウナ直後の水分補給として、ビールはＮＧ。スポーツドリンクやお茶、麦茶などを飲むようにしないと、体はカラカラになった状態が続いてしまう。

CHECK

飲んだ分より多くの尿が出て、体はカラカラ状態が続く

STOP

洗い方

毎日、石けんで丁寧に洗う

風呂に毎日入って、そのたびに石けんで体をしっかり洗い、清潔にすることを心がける。こうした習慣が身についている人は、日本では主流派だろう。しかし、肌のことを考えると、あまりキレイにし過ぎるのは考えものだ。

毎日、石けんを使ってしっかり洗ってもいいのは、体のなかでも胸や背中の上部、顔、わきの下、足の指の間、陰部など。こういった部分には、皮脂腺が多く存在しており、ほかの部分よりも汚れやすい。

皮脂は分泌されると、紫外線や空気にさらされて酸化し、肌に障害を引き起こす原因となる。また、本来は無臭なのだが、常在菌の作用によって、やがて不快な臭いを発生するようになってしまう。こういったトラブルを防ぐために、余分な皮脂は洗い流したほうがいい。

だが、問題なのは、皮脂は決して悪者ではないことだ。皮脂には体への異物の侵入をガードしたり、肌からの水分蒸発を抑えたりする重要な役割がある。適量であるのなら、強引に取り除かないほうがいいのだ。

皮脂腺が少なくて、皮脂の分泌が過剰になりにくいのは腕や脚。特にひじやひざ、かかと、手首から先などは皮脂腺がより少なくて汚れにくい。にもかかわらず、こうした部分を毎日、石けんを使って丁寧に洗うと、肌が必要とする適度な量の皮脂までも失って、肌がカサカサになってしまう。

皮脂や汗、アカなどは、湯をかけるだけでも十分落とすことができる。皮脂を適度に残し、肌の乾燥を防ぐためには、腕や脚は毎日石けんでは洗わず、2～3日に1回程度の頻度で使うのがおすすめだ。

季節のなかでは、冬は皮脂の分泌が少なくなるので、夏よりも石けんを使うのを少なめにしてもいいだろう。また、加齢に伴って皮脂は少なくなる。高齢者が毎日丁寧に体を洗うと、肌のトラブルを起こしやすくなるので要注意だ。

CHECK

腕や脚は皮脂を失い過ぎてカサカサに…

STOP シャワー

仕事で遅いときは、風呂に入らないで寝る

仕事が忙しくて、帰宅が遅くなった。さっさとごはんを食べて、風呂に入らないでベッドに直行……。まあ仕方ない、と思うかもしれないが、仕事で遅くなった日こそ、風呂に入ってから眠りにつくほうがいい。

快眠を得るには、心が安らぐように副交感神経を優位にする必要がある。ところが、遅くまで残業して家に帰った場合、体を活動モードにする交感神経が圧倒的に優位になっているのだ。この状態でベッドに入っても、なかなか寝つけないだろう。

交感神経を鎮め、副交感神経を刺激するには、ぬるめの湯に浸かるのがいちばんだ。ただし、体温が上がり過ぎると、しばらく眠気が訪れなくなるので、普段よりは早めに湯から上がるようにしよう。

CHECK

風呂に入って、副交感神経を刺激したほうが快眠できる

STOP
朝シャワー

朝、ぬるめのシャワーを浴びると気持ちいい

熱めの湯は交感神経を刺激するから良くないと、ぬるめの湯にゆっくり入る人が増えてきた。シャワーでも同じだろうと、朝起き抜けに浴びるとき、温度をぬるめに設定している人はいないだろうか。

朝のシャワーは、夜の風呂とは意味がまったく違う。起きたばかりで、まだぼんやりした頭と体を目覚めさせるのが大きな目的。ぬるめの湯で副交感神経を刺激し、体をリラックスモードにするような場合ではないのだ。

夜とは違って、朝シャワーの温度設定は熱めが正解。交感神経を刺激し、体を活動モードに変えて、活発に動けるような状態にしたい。とはいえ、熱い湯を長い時間浴びると、肌の潤いを失ってしまうので、短めに切り上げたほうがいい。

CHECK

熱めの湯を浴びて、交感神経を刺激して活動モードに！

STOP かぜ

かぜをひいたときは風呂に入らない

かぜをひいて熱が出たとき、ほとんどの人は風呂に入らないのではないか。昔から、この対処の仕方は当然だと思われている。しかし、近年は考え方が変わって、かぜでも風呂に入ってかまわない、という意見が医師の間でも主流になってきた。

かぜで体温が上がるのは、熱に弱いウイルスの活動を抑える、免疫機能を活性化するといった理由がある。熱が出たらしんどくなるが、早くウイルスを退治して治すために必要なことなのだ。

この体のメカニズムからいって、かぜをひいたときに風呂に入るのは悪いことではない。湯に浸かって体温を上げることで、免疫機能をより高めて、ウイルスを早く死滅させられる可能性があるのだ。ウイルスは湿気に弱いという性質からも、湯気が充満している浴室で過ごすことには意味がある。のどや鼻の弱った粘膜にとって、高い湿度はありがたいものなので、症状をやわらげてくれるだろう。

このように、かぜのときの入浴は基本的にＯＫではあるが、高熱を発しているのなら、もちろん風呂に入ってはいけない。目安として、37・５℃以上の場合はやめておいたほうがいいだろう。

また、体がしんどいのなら、無理に入る必要はない。湯船に浸かると、水圧をじんわり受けたり、全身の血流が良くなったりと、それなりに体力を使う。体がそれほど弱っておらず、風呂に入りたいと積極的に思ったときに行動しよう。

入浴後は暖かいところで手際よくパジャマなどを着て、できるだけ早く布団に入ることが大切。せっかく体が温まったのに、湯冷めをしてしまったら大変だ。

かぜのときの風呂がＮＧとされたのは、かつての日本の生活の仕方が影響しているのかもしれない。銭湯を利用することが多く、家に風呂があっても外にある場合が多かった。加えて、部屋に暖房器具は少なく、いまよりもずっと湯冷めしやすかったのだ。生活は一変しているので、もう行動を変えてもいいだろう。

湯に浸かって体温を上げると、免疫機能がアップする！

STOP さら湯

一番風呂にいつも入っている

家族のなかで、風呂に入る順番が何となく決まっていて、大体いつも「一番風呂」に入っている、という人もいるだろう。こうしたさら湯の風呂に入るのは、ちょっと気持ちがいい。だが、肌があまり強くないのなら、順番を変えて、2番目以降に入ることをおすすめする。

昔から「一番風呂は体に良くない」といわれるが、じつは科学的にみても根拠がある。ひとことでいえば、日本の水は軟水なので、肌をピリピリ刺激するのだ。

日本は国土が狭く、水が土のなかで長時間滞在しないことから、地中に含まれているミネラルがあまり溶け込まない。私たちが普段、飲用や料理、風呂などに利用している水道水も、こうしたミネラルの少ない軟水だ。

一方、人間の体の大半も、体液や血液などの「水」でできている。これらの水には、たんぱく質やミネラルなどが水道水よりも多く含まれている。このため、風呂に浸かると、浸透圧の関係で湯が皮膚のなかに浸透。この作用によって、肌がピリピリするような感覚を覚えるのだ。

さらに、水道水には殺菌のために塩素が含まれている。肌が敏感な人の場合、この塩素からも肌を刺すような刺激を受けるようだ。

肌の弱い人の場合、こうした刺激がいやなら、一番風呂は避けたほうがいいだろう。2番目以降の湯には、前に浸かった人の皮脂や角質、汚れなどが溶け込んでいるため、水の濃度は体液や血液に近づき、塩素の作用も低下している。こうした変化から、一番風呂と比べて、肌への刺激が少ない。

湯の刺激を少なくするには、入浴剤を上手に利用する方法もある。入浴剤には各種ミネラルが含まれているのに加えて、塩素を除去する成分をプラスしているものも多く、肌への刺激が抑えられるのだ。1人暮らしのため、さら湯しか入れない人にもおすすめの方法だ。

CHECK

肌がピリピリするのなら、二番湯か入浴剤を

STOP
生理中

風呂には浸からないで、シャワーだけで済ます

女性にとって、生理中、入浴をどうするかは大問題。風呂が好きだけど、怖いので、シャワーで我慢している人は多いのではないか。しかし、最初はちょっと勇気がいるかもしれないが、じつは生理中でも湯に浸かって問題はない。

シャワーだけの人は、風呂のなかに経血が流れ出すのでは……という不安があるのだろう。だが、湯に浸かると水圧がかかるので、流れ出ることはない。ぬるめの湯にゆっくり浸かると、血行が良くなって生理痛がやわらぎ、精神的なストレスも解消される。家庭の風呂なら、雑菌に感染する恐れもない。

ただし、湯から出て立ち上がるときに、少し経血が出る場合もある。経血の多い人や生理初日などは、足湯程度にとどめておいたほうが無難だろう。

CHECK

水圧で抑えられるので、風呂に入ってOK!

“ダイエットで損する”
残念な健康習慣

ダイエットに成功するには、
太りやすい食べものを
口にしないのがポイント。
しかし、何がNG食品なのか、
誤解している人が多過ぎて残念だ。

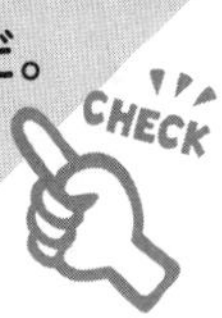

揚げものはカロリーが高いから禁物

油をよく吸った揚げものはダイエットの大敵。絶対に食べてはいけないと、鶏の唐揚げやトンカツ、天ぷらなどはひと口も食べない人がいる。しかし、誤解してはいけない。揚げものはどれもカロリーがすごく高いわけではないのだ。

揚げもののカロリーには、素材と衣が油を吸う吸油率が大きくかかわっている。基本的に、衣の厚さによって吸油率は変化。①液状の衣をたっぷりつける天ぷら、②パン粉をまぶすフライ、③粉を薄くつけるだけの唐揚げ、という順に低くなる。

鶏肉の場合、フライにすると素材の重さの14％分も油を吸ってしまう一方、唐揚げの吸油率は1％しかない。このため、同じ揚げものでもカロリーは全然違うのだ。特に、脂身の少ない胸肉の唐揚げなら、ダイエット中でも安心して食べられる。

CHECK

油をあまり吸収せず、カロリーはそれほど高くない

STOP

素揚げ

油をあまり吸わないから低カロリー

揚げもののなかでも、素揚げは衣をつけずに揚げるから、それほど高カロリーではない。特に野菜なら、素材自体のカロリーが低いのでヘルシーだろう。こう思っているのなら、大間違いだ。

素揚げは衣がない分、油の影響を直接受ける。特に野菜の場合、唐揚げや天ぷら以上に、素材から水分が抜けていき、そのすき間に油がどんどん入り込んでくるのだ。

シソやパセリなどを素揚げにすると、水分がほぼ抜け出て、素材の重量の半分ほども油を吸う。ナスも吸油率が高くてチキンカツと並ぶ14%、カボチャの素揚げはメンチカツと同じ7%と、思った以上に素揚げには油が吸収されている。低カロリーだと誤解して、たくさん食べるとダイエットどころではない。

CHECK

水分が抜け出て、そこに油が入って高カロリーに！

STOP

果物

甘くて太りやすいから食べない

ダイエット中は甘い食べものは禁物。お菓子やスイーツはもちろん、糖度の高い果物も太るから食べてはいけない……。もし、こう考えて実行しているのなら、かなりのカン違い。果物は逆に太りにくい食べものなのだ。

脂肪が蓄えられる仕組みを簡単に説明しよう。ごはんやパン、麺類などを食べると、血液中にブドウ糖が急激に増加する。血糖値が急上昇すると、膵臓がインスリンを分泌。その働きによって血糖値が下げられ、ブドウ糖は全身の細胞に運ばれてエネルギーになる。そして、余ったブドウ糖が中性脂肪となって蓄えられるのだ。

このメカニズムから、血糖値をより上昇させるものが太りやすい食べもの、ということになる。そこで、食品ごとの血糖値の上昇度合いを示す「グリセミック指数（GI）」という数値が考え出された。ブドウ糖を摂取したときの血糖上昇率を100とし、これを基準として、さまざまな食品の血糖上昇率を割り出したものだ。

果物のＧＩ値を見ると、果物では最も高い部類に入るパイナップルで66、血糖値が上がりそうなイメージのあるバナナは47、リンゴやイチゴは40しかない。

ＧＩ値が70以上の食品は「高ＧＩ食品」、56～69が「中ＧＩ食品」、55以下の食品が「低ＧＩ食品」と定義されている。ほとんどの果物は血糖値を上げにくく、血液中のブドウ糖が脂肪に変わりにくい「低ＧＩ食品」なのだ。

甘い果物には果糖をはじめ、ブドウ糖やショ糖などの糖分がたっぷり含まれているものの、意外なことに、ごはんやパンのような太りやすい食品ではない。血糖値が急上昇しないのは、食物繊維も豊富に含まれているため、その作用によって、糖分を分解するのに時間がかかるからだと考えられている。

こうした理由から、ダイエットしている間も果物を避ける必要はない。ただし、食物繊維が含まれていないジュースや、大量の砂糖が加えられる缶詰やジャム、ドライフルーツなどは別。生の果物そのものを食べるようにしよう。

CHECK

果物は血糖値が上がりにくいので、ダイエット中もＯＫ！

STOP
牛肉

脂身が少なく低カロリーの赤身をチョイス

長い間、牛肉なら霜降りが最高とされてきたが、最近は脂身の少ない赤身がさっぱりした味わいで、肉のうま味も感じられると見直されている。とはいえ、赤い部分が多めであれば、霜降り肉に比べてずっとヘルシーというわけではない。

和牛肉の場合、サーロインやバラ肉は重量のおよそ半分を脂質が占め、１００ｇ当たり５００kcal前後もある。これに対して、一見、赤身が多いように見えても、部位によっては脂身たっぷりなのだ。

例えば、脂身つきの肩ロースは重量の40%近くが脂質で、１００ｇ当たり４１１kcalとかなりのこってり食材。肩肉も脂身つきなら、３００kcal近くある。本気でカロリーを控えたいのなら、脂身なしのモモ肉やヒレ肉を選ぶようにしよう。

CHECK

赤身でも意外に高カロリーの部位に要注意！

STOP ピーナッツ

カロリーが高くて太るから食べない

カロリーが高いということから、ダイエット中は好んで食べる人はいなさそうな食べものがピーナッツ。確かに、炒りピーナッツのカロリーは、100g当たり600kcal近くもある。毎日いっぱい食べていたら、肥満につながる可能性は高い。

しかし、ダイエット中だからと、完全に避ける必要はない。ピーナッツの脂質の約8割は不飽和脂肪酸で、なかでもオリーブ油の主成分であるオレイン酸が多い。オレイン酸は体に良い脂質で、血中コレステロールを抑え、心臓病を予防する働きがある。

さらに、重量の約10%もの分量が食物繊維なので、血糖値の上昇を緩やかにすることによる肥満防止も期待できる。食べ過ぎてカロリーオーバーにならないように注意しつつ、おやつとしてポリポリつまむのがおすすめだ。

CHECK

体に良い脂質が多く、食物繊維も豊富。避ける必要なし

STOP

大豆

健康食品だから、ダイエット中の栄養補給に最適

ダイエット中でも、たんぱく質はしっかり摂らないと、筋肉が次第に減っていく。そうなると基礎代謝が落ちて、いったんは減量に成功してもリバウンドしやすく、いつの間にか元のもくあみになりやすい。

そこで、ダイエットの効果が上がるようにと、肉は避けて、大豆のサラダやスープをたくさん食べるようにする。これは正しい選択のように思えるかもしれないが、十分気をつけて行ったほうがいい。

大豆製品の代表、豆腐は水分が多いので低カロリーだが、大豆自体はそうではない。大豆油が採れるほどだから、脂質が豊富に含まれているのだ。乾大豆の脂質は、重量の約5分の1もある。この点をちゃんと理解したうえで、大豆を上手に利用しよう。

CHECK

油をたっぷり含むので、食べ過ぎは禁物！

“健診結果に惑わされる残念な健康習慣”

結果が気になって仕方ないのが、
毎年受けている成人病健診。
正常値をはみ出したとき、
どういった生活を送るのか、
非常に大きな問題だ。

CHECK

STOP
尿酸値

尿酸値が高かったので、ビールを控える

風が吹いても痛いという病気が痛風で、特に足の親指のつけ根の関節に症状が出る。成人病健診の結果、その原因となる尿酸の数値が高かった場合、どうするか。尿酸の原料となるのはプリン体。多く含まれているのはビールなので、仕方ないから、少し控えてみるか……と思う人は少なくなさそうだ。

しかし、ビールだけを控えても、痛風予防にそれほど意味はない。確かに、アルコール類のなかでは、ビールに含まれているプリン体は多い。日本酒が100g当たり1・21㎎、ワインが0・39㎎、焼酎25度ならわずか0・03㎎なのに対して、ビールには5～7㎎ほど含まれている。

ところが、食品全体で比較すると、ビールのプリン体はさほど多いわけではない。例えば、100gのレバー類には220～312㎎、カツオが211㎎、納豆が113㎎と、含まれている量はけた違い。プリン体の摂取を控えたいのなら、ビール

よりもこうした食品を食べ過ぎないようにするべきだ。

ただし、アルコール自体を控えることには、痛風予防として意味がある。吸収されたアルコールは肝臓で分解される際、大きなエネルギーを消費する。このときに、プリン体が生成されてしまうのだ。

体のなかで作られるプリン体を減らすには、ビールを控えるのは効果がある。とはいえ、悪いのはアルコールなので、ビールをやめてワインに替えても意味はない。

ビールだけ控えても、痛風の予防にはならない！

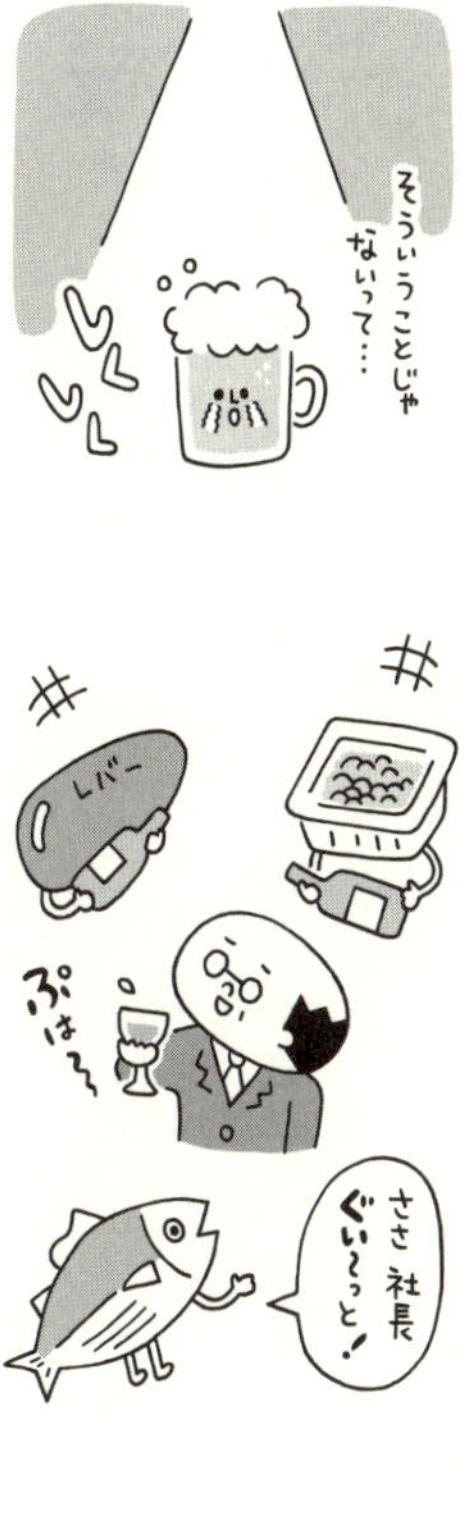
そういうことじゃないって…
レバー
ぷは〜
ささ 社長 ぐい〜っと！

STOP
貧血

鉄分の多い食事を心がける

成人病健診の結果、赤血球数やヘモグロビン、血液に占める赤血球の割合を示すヘマクリットなどの数値が低く、貧血だとされることがある。

貧血が多いのは女性で、30代では5人に1人が鉄欠乏性貧血だといわれている。鉄欠乏性貧血とは、血液中に鉄分が不足することによって起こる貧血。鉄分が足りないと、酸素を運ぶ働きのある赤血球中のヘモグロビンが減少する。

その結果、全身に酸素が行き渡らなくなり、体が酸欠のような状態になって、何となくだるい、疲れやすい、息切れ、動悸、寒気、立ちくらみといったさまざまな症状が起こるようになる。

貧血自体はよくある症状なので、軽く考えがちだ。鉄分の多いレバーや赤身の魚、卵や大豆などを食べるように心がける、あるいは、無理なダイエットをやめてバランスの取れた食事を心がける、といった程度で向き合う人が多いだろう。

しかし、男性で赤血球数やヘモグロビンなどの数値が低かった場合、たかが貧血と考えて、まあ週1回、レバニラ炒めを食べるようにしようか……などで終わってはいけない。一般的にいって、月経のない男性には貧血は少ない。にもかかわらず、貧血の症状が出る場合、その裏に危険な病気が潜んでいることがあるのだ。

男性の貧血でよくある原因が、何らかの病気による出血。なかでも多いのは、消化器官に潰瘍があり、少しずつ出血しているケースだ。特に中年以降の男性で、仕事などのストレスが大きい人は、胃や十二指腸に潰瘍ができていることが少なくない。潰瘍が悪化すると出血し、貧血を起こしてしまうのだ。より怖い病気では、胃がんや大腸がんになっている場合も、出血によって貧血になりやすい。

こうした病気になっている場合、便潜血検査でもチェックが入っていることが多いだろう。ただの貧血だと思いたいかもしれないが、命にかかわる危険がある。できるだけ早く病院を受診して、精密検査を受けることを強くおすすめする。

男性の場合、潰瘍やがんの恐れも！ 食事療法では治らない

STOP 尿酸値

魚卵はプリン体が多いので食べない

痛風は激痛を伴う苦しい病気なので、日ごろから予防に留意したいものだ。痛風予防には、プリン体の多い食べものを口にしないのがいちばんだから、イクラや筋子、カズノコなどの魚卵は絶対に食べない。こう決めている人がいるかもしれない。

魚卵はプリン体の多い食べものだと思われているが、大きなカン違い。プリン体が食品100g当たり300mg以上なら「極めて多い」、200〜300mgは「多い」、50〜100mgは「少ない」とされている。魚卵の含有量を見ると、イクラはわずか3・7mgで、カズノコは21・9mgしかなく、魚卵のなかでは多いタラコも120・7mgにとどまる。じつは、魚卵はプリン体の少ない食べものなので、安心して食べてもかまわない。それよりも、酒のつまみにして、飲み過ぎないように注意しよう。

CHECK

大きなカン違いで、じつはプリン体が少ない！

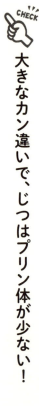

STOP
高血圧

最低血圧が下がってきたから安心

高血圧に悩まされていた人が、生活習慣の改善によって、血圧が下がるとうれしいものだ。なかには、最高血圧は高いままで、最低血圧のほうだけが下がるケースもある。こうした場合も、ああ良くなってきたと、多くの人は思うだろう。

しかし、特に60歳を超えてから、下の血圧だけが下がるのは要注意。血管の状態が一層悪くなってきたのかもしれない。大動脈などで動脈硬化が進行し、膨らんだ血管が元に戻る力が弱まってくると、最低血圧が下がるようになる。

数値だけを見ると、改善されてきたように思えるかもしれないが、じつは逆で、より不健康な状態に一歩一歩進んでいる可能性がある。良くなったと誤解して安心するのではなく、食事や運動面などの高血圧対策により一層取り組むようにしよう。

CHECK
動脈硬化が一層進んできた証拠！生活改善に本腰を

STOP

高血圧

血圧が高いのは朝だけだから、特に対策は取らない

血圧を家庭でよく測定し、数値に一喜一憂する人は多い。血圧のタイプはさまざまで、なかには、朝だけは妙に血圧が高い一方、昼間は落ち着くリズムの血圧がある。よく活動する時間帯は正常なのだから、まあ問題はない。こう軽く考えていると、やがて大きな病気が発生しかねない。

血圧は、1日のなかでかなりの変動がある。一般的には、睡眠中は低くなっているが、起床してから少しずつ高くなり、日中は高めの状態が続いて、夜遅くなると副交感神経が優位になって下がっていく。

しかし、こうしたわかりやすい血圧ばかりではない。病院で測定すると、緊張することから血圧が上がる「白衣高血圧」というタイプもある。それとは逆に、医師が高血圧だとわかりにくいのが「仮面高血圧」。家庭で測定すると血圧が上がるが、病院では正常値に収まるという厄介な血圧だ。

仮面高血圧には、血圧が上昇する時間帯別に「昼間高血圧」「早朝高血圧」「夜間高血圧」の3つのタイプがある。このなかでも、特に注意が必要なのは、朝だけ血圧が上がる早朝高血圧だ。

朝の起き抜けは血液が濃縮されてどろどろ。こうした状態のときに血圧が上がると、血管が詰まったり破れたりして、心筋梗塞や脳卒中などの怖い病気を引き起こすことがある。非常に危険なタイプの血圧なのだ。

心筋梗塞が起こりやすい時間帯は、起床してから1時間の間。起き抜けに血圧が上がっても、昼間になると下がるから安心……などと思わずに、血圧の変化を記録しておき、早めに病院を受診して医師に相談しよう。

仮面高血圧のなかでは、夜間高血圧も危険なタイプ。本来は血圧が下がる夜になっても高いままなので、血管に負担が長くかかって、動脈硬化の進行を早めてしまう。寝る直前と起床直後の血圧を記録して、医師に見せるようにしよう。

CHECK

血管が破裂しやすい時間に血圧が上がるので危険！

STOP
高コレステロール

イカやタコはコレステロールが多いので食べない

コレステロールの7～8割はじつは肝臓などで合成されるので、食事からの影響は意外に少ない。とはいえ、成人病健診で、ＬＤＬ（悪玉）コレステロール値が正常範囲を超えていた場合、コレステロールの多い食べものを控えようか……という気になる人は少なくないかもしれない。

こうしたとき、嫌われやすいのがイカやタコ。これらには確かにコレステロールが多く含まれているが、目の敵にしなくてもいいことを知っておこう。イカやタコには、体内でコレステロールを増やす働きのある飽和脂肪酸がほとんど含まれていない。その逆に、コレステロールを下げてくれるタウリンが豊富なのだ。イカやタコを食べても、コレステロールが極端に増えることはないので、安心して食べよう。

CHECK

食べてもコレステロール値にほぼ影響なし

STOP
LDLコレステロール

数値が低いから、安心していまの習慣をキープ

成人病健診の結果、ＬＤＬコレステロールの数値が低いと安心だ。しかし、低過ぎる場合は、笑っていてはいけない。生活習慣に問題があるか、何か病気が隠されている可能性がある。

コレステロールは悪者とされることが多いが、体にとってなくてはならない物質だ。細胞膜の材料なので、少な過ぎると、細胞をしっかり包み込めず、壊れやすくなる。ホルモンの材料でもあるので、足りないとその方面でも弊害が出てしまう。

悪玉扱いされるＬＤＬコレステロールも、数値が低過ぎるのは問題。無理なダイエットで栄養バランスが乱れているのなら改善しよう。また、甲状腺の病気や肝臓病、がんなどが潜んでいる場合もあるので、急激な低下の場合は注意が必要だ。

CHECK

体に必要不可欠な成分。低過ぎる場合は要注意！

◎早引きインデックス

◎主な参考文献

- 『NHKためしてガッテン健康の新常識事典』(NHK科学・環境番組部 主婦と生活社「NHKためしてガッテン」編集班・編／主婦と生活社)
- 『NHKきょうの健康　血管を守る250のQ&A事典』(「きょうの健康」番組制作班、主婦と生活社ライフ・プラス編集部・編／主婦と生活社)
- 『時間栄養学が明らかにした「食べ方」の法則』(古谷彰子・著／柴田重信・監修／ディスカヴァー・トゥエンティワン)
- 『あたらしい栄養学』(吉田企世子 松田早苗・監修／高橋書店)
- 『くらしに役立つ栄養学』(新出真理・監修／ナツメ社)
- 『日本人のための科学的に正しい食事術』(西沢邦浩／三笠書房)
- 『料理と栄養の科学』(渋川祥子 牧野直子・監修／新星出版社)
- 『健康効果がひと目でわかる!食材&料理知恵袋』(藤井真枝・監修／秀和システム)
- 『最高の入浴法』(早坂信哉／大和書房)
- 『必ず眠れるとっておきの秘訣!』(櫻井武／山と渓谷社)
- 『〝健康常識〟はウソだらけ』(奥村康／ワック)
- 『絶対に、医者に殺されない47の心得』(岩田健太郎／講談社)
- 『効く健康法 効かない健康法』(岡田正彦／ディスカヴァー・トゥエンティワン)
- 『定年筋トレ～筋肉を鍛えれば脳も血管もよみがえる～』(森谷敏夫／ワニブックス)
- 『やっぱりおなか、やせるのどっち?』(八田永子／幻冬舎)
- 『中高年のための生活習慣病を予防する検査数値の見方がわかる本』(阿久澤まさ子・小池弘人・監修／日東書院)
- 『専門医が教える高血圧でも長生きする本』(島田和幸／幻冬舎)
- 『ターザン762』実は、カラダに悪いこと。(マガジンハウス)
- 『ターザン736』やっては、いけない!(マガジンハウス)
- 『東洋経済2018　1／13』間違いだらけの健康常識(東洋経済新報社)
- 『動作にともなう発声の実態調査とその生理的効果の検討』(古川勉寛・藤原孝之・上條正義・村上裕亮)

◎主な参考ホームページ

- 厚生労働省…最新たばこ情報／e－ヘルスネット

■健康長寿ネット…筋肉・赤筋・白筋
■SGホールディングスグループ健康保険組合…たばこについて
■日本健康開発財団…温泉入浴Q＆A
■痛風・尿酸財団…食品・飲料中のプリン体含有量
■全日本民意連…くすりの話 飲み忘れに気づいたら
■宮崎県薬剤師会…薬の部屋Q＆A
■全国落花生協会…落下生をもっと知る
■NHK健康ch…超お手軽な熱中症予防法を大公開！／心臓から離れた場所が痛い！狭心症の「関連痛」に注意／「仮面高血圧」とは？注意したい早朝高血圧と夜間高血圧
■あさイチ…間違いだらけの「耳かき術」／見せたくな～い！夏の〝ナマ足〟問題
■NHK 美と若さの新常識…キムチで美肌？
■NHK NEWS WATCH9…若者を中心に〝目〟が…〝スマホの見過ぎ〟で斜視に
■FNN PRIME…スマホで若者の「斜視」増加か…適正な距離と使用時間はどれくらい？／明るい部屋で寝ると「太る」？米国立研究所が気になる調査結果を発表
■日テレNEWS24…寝ながら充電…スマホでも低温やけどに注意／電気つけて寝ると太る？良質の睡眠とる方法
■林先生の初耳学…復習編
■中京テレビNEWS…耳の穴の中に「カビ」が かゆみや痛み、難聴も 長時間「イヤホン」に注意
■TBSラジオ…くしゃみ、止めちゃダメ！身体に及ぼす危険性とは
■ニッポン放送…鼻毛は抜いちゃダメ？／かさぶたは剥がしてもいいの？医師が解説
■NIKKEI STYLE…貧乏ゆすり、実は健康にプラス／腕のしびれは危険信号／筋トレは脚太くなるからイヤ？／手足の冷え防ぐ6つのコツ カギ握るは「AVA血管」／美容には逆効果！やってはいけない入浴法／グルテンフリーは健康に害？穀物摂取の長所損なう／理想のスクワット 膝曲げだけはNG／美容には逆効果！やってはいけない入浴法／医師の間で広まる「洗いすぎない」スキンケア術／熟睡の基本姿勢は「大の字」睡眠時無呼吸症なら横向き／炭酸水は無糖なら水代わりに飲んでOK？／本物の風邪は受診の必要なし／一見「風邪」だが実は違う 受診すべき6つの症状
■日経Biz Gate…γ-GTP、健診前のにわか禁酒は改善なし？
■日経Gooday…お茶は「ストレス」「不眠」にも効果あり！
■日経ビジネス…怖い「寝酒」。入眠効果は一時的、うつの

恐れも
■朝日新聞DIGITAL…「キラキラ」スマホケース、液体漏れで腕や脚にやけど
■AERA…耳の中にカビが生える？原因は耳掃除のしすぎ／「ナッツ」にご用心！美容やダイエットの味方のはずが…
■ヨミドクター…しゃっくりの止め方は？／関節を鳴らすのは体に悪い？／「ビタミンCは風邪予防に効果」は本当？／糖尿病患者の「朝食抜き」はOK？NG？
■SankeiBiz…現代社会にはびこる「スマホ口臭」に注意
■文春オンライン…睡眠負債を一気に解消しリフレッシュできる「コーヒーナップ」が流行っている／風邪予防の新常識。うがい薬に気をつけて！
■現代ビジネス…寿命を縮める「サウナの禁じ手」10／日本人が実践する健康法の「大ウソ」このままでは寿命が縮みます！／60過ぎたら血圧は「上」より「下」に気をつけろ
■日刊ゲンダイ…汗を多くかいて痩せた気に…夏のダイエット「3つの間違い」
■週刊現代…「早起き」すると寿命が縮む！／今すぐ「首」を揉むのをやめなさい！
■Newsweek…カゼのセルフケア
■女子SPA！…固ゆで卵と食べ合わせが悪い野菜って？
■ダイアモンドオンライン…冬より痩せない！夏のダイエットは筋肉増強に特化が吉／「寝酒」のデメリット、知っていますか？
■NEWSポストセブン…お風呂上がりにクーラーで涼むと熱中症を招く可能性もありNG／名医が指摘 飲むお酢で食道炎、ウコンで肝障害のリスクも／酢で血圧さげる「牛乳に混ぜる」「サラダにかける」と医師／汗防止で水分を摂らないのは逆効果？
■女性自身…速筋を鍛えると、若返りホルモンが／防腐剤がトラブルの原因に…夏にやってはいけない〝美顔ケア〟／食材で栄養改善！かぜを引いたら卵酒とおかゆどっちが正解？
■週刊女性PRIME…シャワーだけではもったいない！夏入浴の絶大な効果
■日本医事新報社…注射後の注射部位への対応
■ビジネスジャーナル
■新R25…30秒で効く〝しゃっくりの止め方〟が判明！
■ananNEWS…寝入りばなの大きな寝返りNG
■Cochrane…ビタミンCによる風邪の予防および治療
■糖尿病ネットワーク…座り続ける生活で死亡リスクは上昇
■セルフメディケーション・ネット…運動後の入浴につい

て考える
■３６０．ｌｉｆｅ…カット野菜は〝栄養がない説〟は本当か調べてみました
■時事メディカル…風邪が点滴では絶対に治らない理由
■Ａｌｌ Ａｂｏｕｔ…腰痛の原因・しくみ・腰痛に潜む病気／「よっこらしょ」と言わずラクに立ち上がるコツ／ココナッツオイルの健康効果はありか、なしか／腰をピキッと傷めたとき、してはいけない腰痛対処法
■病院検索のここカラダ…炭酸を飲むと骨が溶ける？
■ＭＡＧ２ＮＥＷＳ…グルテンフリーダイエットに科学的根拠なし。そもそも誤解だった
■フランスベッド…寝る時に羊を数える理由は？
■タケダ健康サイト…腰痛の対処法
■オムロン…生理中の入浴は避けたほうが良いですか？／大いびきは生活習慣病の一因／気をつけたい「薬の飲み合わせ」／男性の貧血は要注意！／とくに注意したい高血圧のタイプ
■伊藤ハム…季節の健康と食
■ＴＥＲＵＭＯ…早朝高血圧など隠れた高血圧が危険
■崔さんのキムチ…本物のキムチとは
■木下製粉株式会社…グルテンフリー・ダイエットの真実
■真嶋医院…ホームドクター通信 皮下注射について

本文デザイン／青木佐和子
本文イラスト／まつむらあきひろ
編集協力／編集工房リテラ（田中浩之）

青春新書
PLAYBOOKS

人生を自由自在に活動《プレイ》する

人生の活動源として

いま要求される新しい気運は、最も現実的な生々しい時代に吐息する大衆の活力と活動源である。

文明はすべてを合理化し、自主的精神はますます衰退に瀕し、自由は奪われようとしている今日、プレイブックスに課せられた役割と必要は広く新鮮な願いとなろう。

いわゆる知識人にもとめる書物は数多く窺うまでもない。

本刊行は、在来の観念類型を打破し、謂わば現代生活の機能に即する潤滑油として、逞しい生命を吹込もうとするものである。

われわれの現状は、埃りと騒音に紛れ、雑踏に苛まれ、あくせく追われる仕事に、日々の不安は健全な精神生活を妨げる圧迫感となり、まさに現実はストレス症状を呈している。

プレイブックスは、それらすべてのうっ積を吹きとばし、自由闊達な活動力を培養し、勇気と自信を生みだす最も楽しいシリーズたらんことを、われわれは鋭意貫かんとするものである。

—創始者のことば—　小澤和一

編者紹介

ホームライフ取材班

「暮らしをもっと楽しく！ もっと便利に！」をモットーに、日々取材を重ねているエキスパート集団。取材の対象は、料理、そうじ、片づけ、防犯など多岐にわたる。その取材力、情報網の広さには定評があり、インターネットではわからない、独自に集めたテクニックや話題を発信し続けている。

日本人《にほんじん》の9割《わり》がやっている
かなり残念《ざんねん》な健康習慣《けんこうしゅうかん》

青春新書 PLAYBOOKS

2019年10月25日　第1刷

編　者　ホームライフ取材班《しゅざいはん》

発行者　小 澤 源 太 郎

責任編集　株式会社プライム涌光
電話　編集部　03(3203)2850

発行所　東京都新宿区若松町12番1号 〒162-0056　株式会社青春出版社
電話　営業部　03(3207)1916　振替番号　00190-7-98602

印刷・図書印刷　製本・フォーネット社

ISBN978-4-413-21151-2

©Home Life Shuzaihan 2019 Printed in Japan

本書の内容の一部あるいは全部を無断で複写(コピー)することは
著作権法上認められている場合を除き、禁じられています。

万一、落丁、乱丁がありました節は、お取りかえします。

青春新書プレイブックス好評既刊

青春新書 PLAYBOOKS

日本人の9割がやっている 残念な習慣

ホームライフ取材班［編］

まいにちNGだらけ!?

ISBN978-4-413-21115-4
本体1000円

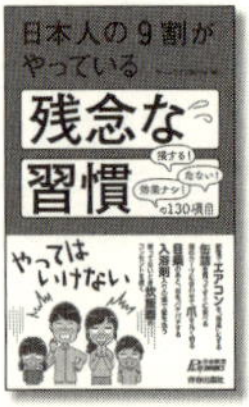

日本人の9割がやっている もっと残念な習慣

ホームライフ取材班［編］

“常識”の落とし穴！

ISBN978-4-413-21134-5
本体1000円

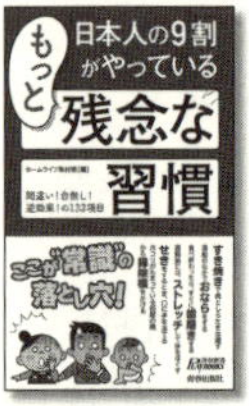

日本人の9割がやっている 残念な健康習慣

ホームライフ取材班［編］

ちまたの常識はもう古い!?

ISBN978-4-413-21125-3
本体1000円

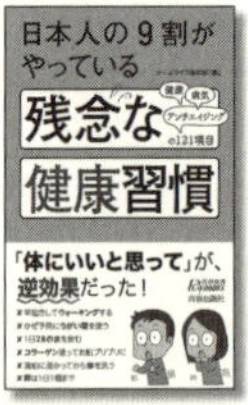

日本人の9割がやっている 間違いな選択

ホームライフ取材班［編］

そっちじゃありません！

ISBN978-4-413-21121-5
本体1000円

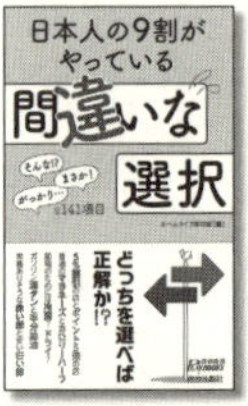

お願い ページわりの関係からここでは一部の既刊本しか掲載してありません。折り込みの出版案内もご参考にご覧ください。

※上記は本体価格です。（消費税が別途加算されます）
※書名コード（ISBN）は、書店へのご注文にご利用ください。書店にない場合、電話または Fax（書名・冊数・氏名・住所・電話番号を明記）でもご注文いただけます（代金引換宅急便）。商品到着時に定価＋手数料をお支払いください。
〔直販係　電話03-3203-5121　Fax03-3207-0982〕
※青春出版社のホームページでも、オンラインで書籍をお買い求めいただけます。ぜひご利用ください。〔http://www.seishun.co.jp/〕